DEDICATORIAS Y AGRADECIMIENTOS:

Este libro está dedicado a la memoria de Mary Cronk, matrona independiente a la que tuve el placer de conocer. Mary enseñó a muchísimas mujeres a decir "No" en sus partos, fue una gran especialista en partos en podálica (de nalgas) y luchó ferozmente porque el parto fuera de las mujeres. Mary Cronk fue distinguida con el título MBE (Member of the British Empire) y falleció en diciembre de 2018.

Se lo dedico también a Lola Ruiz Berdún por su incansable trabajo contra la violencia obstétrica y a la memoria de las matronas en España y a Francisca Fernández Guillén por su feminismo y su abogacía por las mujeres.

A Barbara Kott, mi tutora, por enseñarme a instigar en otras mujeres el pensamiento crítico y recordarme quién soy.

A mi tía Margarita Olariaga Basterra, quién entre otras cosas fue matrona de pueblo, por las muchas conversaciones sobre partos y tantas otras cosas y por ser, además de tía, la abuela que no tuve.

A Manola Barcia, dónde quiera que esté, por haberme explicado de niña lo que era aquella "parideira" cambiando así, quizá, mi vida entera.

A Ágnes Geréb por sacrificar tanto por nosotras y por su valentía y coherencia.

A la mujer de Oviedo y sus matronas por ser ejemplo de dignidad e insumisión feminista.

A Maxi Olariaga, mi primo, quién además de poeta y escritor y quizá con mayor importancia, fue un hombre bueno que se marchó para siempre mientras yo escribía estas páginas.

Y al pequeño Maxi que llega a la vida justo cuando acabo este libro, y al que le deseo que nunca olvide que él es parte de la poesía que su abuelo dejó en el mundo.

A nosotras y a nuestras hijas y nietas.

Y especialmente, por supuesto, a todas las embarazadas, a sus bebés, y a las activistas que trabajan por los derechos de las humanas y por el futuro de la humanidad.

A la madre que me parió y la que le parió a ella y a mi abuela Dolores, de la que tan poco sé.

A todas las mujeres que me siguen en las redes sociales a pesar de mis idas y venidas, a las que por sus ideas dejaron de seguirme y a todas aquellas que se ofrecen voluntarias y generosas para todos mis proyectos.

Y a las muchas que me animaron con entusiasmo y cariño a publicar este libro.

Y a Desirée Mena Tudela y tantas otras compañeras que hacen el importante trabajo de dar voz a activistas y madres en sus trabajos de investigación.

Especialmente a María, mi cuñada por haber leído el primer manuscrito y a mi hermano Rafa por editarlo.

De verdad hermanas que esto va por mí y por todas mis compañeras.

Introducción

He escrito mucho en mi vida y he publicado un libro para el que investigué y releí mucho titulado *Mujeres de película, partos de Ciencia Ficción* (Ed. Liliputienses).

Este libro no es aquel por diferentes razones, este es un libro que no pensé, más bien sentí como una especie de grito muy largo y es un libro para nosotras, de hecho lo he sacado de cualquier otra mano por eso, porque es nuestro. Está escrito desde el cariño, la dignidad, el respeto, y la vehemencia que siento tanto por el feminismo como por lo que viene siendo mi trabajo, la preparación al parto. Esto no es una guía al uso. Es más bien un manifiesto con cierto espíritu clandestino. Esto es lo que siento que nunca digo, pero es lo que le diría a mi hija y a mi hermana si la tuviera. Es un libro de nosotras para nosotras. Podría, tal y como se me sugirió, escribir un manual completísimo sobre posturas, intervenciones, analgesias y demás, creedme si digo que me sería facilísimo pues es lo que hago casi todos los días, pero este libro no va de eso.

Así que perdonad si a veces suena atropellado, pero para mí, conciliar feminismo, maternidad y parto es tremendamente urgente y desesperante y así lo sentí y lo escribí, evité revisarlo en exceso porque no quería caer en autocensuras racionales, o pensar demasiado en el quién o cómo se leería. Es también algo inacabado porque no hay una única verdad, o una forma de hacer las cosas, hay más bien una sacudida que nos despierta para empezar una busqueda y eso es lo único que espero que sea este libro.

Con sororidad y cariño, desde Londres, estés donde estés, te agradezco enormemente que lo leas.

(*) Cuando veas este símbolo en el libro o en mis redes, además de que pueda ser una anotación, es también el símbolo que creé para reivindicar el matriactivismo dentro del feminismo, para recordar a las mujeres madres.

¿Realmente es necesario prepararse de manera feminista para un parto?

Pues creo que no debería serlo, pero después de 10 años de estudio, de dar clase a más de 7.000 parejas, después de mis tres partos, los acompañamientos de otros 17 y 10 años de activismo en las redes, he llegado a un punto en el que creo que no hay otra opción. Ya que siento que todo lo intentado hasta ahora parte de un equilibrio que no existe.

Es decir, la mayoría de formas de abordar la preparación al parto, incluso la que yo ejerzo, que es la única especialidad académica en este particular y se fundamenta en la evidencia científica y la decisión informada, parte de una visión... digamos neutral de la atención al parto, que es lo que debería ser, pero todavía no es lo que nos encontramos habitualmente. De hecho sabemos que en algunos paises se nos va a tratar de manera absolutamente machista y paternalista y la opción de prepararnos desde la decisión informada y la evidencia se queda muy corta.

Así que, aún poniendo por delante la capacidad de decidir de cada una y sin querer aleccionar sobre lo que las mujeres elijan, creo firmemente que una profunda revisión feminista de cómo nos preparamos para nuestros partos se vuelve absolutamente necesaria. No porque no podamos hacerlo de otra forma, sino por las circunstancias en las que nos encontramos actualmente como mujeres viviendo en un patriarcado.

La mitad de un lema feminista

"Nosotras parimos, nosotras decidimos" es el lema que las feministas hemos utilizado en las manifestaciones por el derecho al aborto.

Recientemente una asociación pro-gestación subrogada usurpó nuestro lema para regurgitar la absurda ecuación de que si el feminismo aboga por nuestra libertad, entonces es nuestra libertad alquilar nuestros úteros a terceros, obviamente no lo expresaron así pero es la única interpretación extraible de su discurso.

Esa usurpación de nuestro lema fue algo que más de una sentimos en ese momento como una punzada en el estómago. Yo creo que lo sentí como si alguien se hubiera puesto a jugar con los efectos personales de mi abuela, algo así, sí.

Porque para el feminismo hispanoparlante el "Nosotras parimos, nosotras decidimos" es un lema fundamental.

Pero tras meditar sobre esto he llegado a la conclusión de que nos pudieron usurpar el lema porque de alguna manera siempre fue frágil, porque pusimos el foco tan solo en una mitad del asunto. Con el tiempo me he dado cuenta de que cuando usamos ese lema prestamos atención a una parte concreta de la maternidad, miramos a un lado de la frase pero no a la totalidad del concepto.

La lucha por el aborto, cuando esa frase fue ideada, era esencial y también lo era el huir de la idea de que las mujeres solo servían para ser madres. Por supuesto esta lucha sigue aún vigente, no tenemos más que mirar a Argentina o Irlanda en sus respectivas campañas que duran décadas.

Por eso quizá el hablar de maternidad en el feminismo cuesta tanto últimamente.

Pero creo, junto con otras compañeras feministas, que ha llegado la hora de reivindicar el concepto completo, agarrarlo y desmenuzarlo hasta que cada rincón de nuestro cuerpo y nuestras posibilidades sean reapropiados. Y lo que a menudo se me hace incomprensible es observar en repetidas ocasiones como muchas de mis compañeras feministas además de permanecer desinteresadas o ignorantes acerca de la falta de libertad y derechos en el paritorio, también se manifiestan contrarias o incredulas a los reclamos de las madres que lo sufren. Algo que expresan en conferencias medios y redes sin ningún pudor.

Esto a mi parecer es un triunfo más del sistema en el que vivimos. Es decir esta ignorancia tan conveniente para el sometimiento de las mujeres sobre sus cuerpos y partos, afecta también a nuestro feminismo. Y es por ello que, desde mi perspectiva como profesional y activista, quiero gritar a través de estas páginas, que es precisamente en la maternidad donde más frecuentemente se nos ningunea y donde se nos hace sentir incapaces físicamente e ignorantes intelectualmente. Y qué es posible y duele más porque cuenta con cierta ceguera o beneplácito social.

Pero por otra parte, curiosamente (o no), es bastante común que muchas mujeres se descubran feministas a raíz de sus experiencias de parto y crianza .

Yo no creo que hablar de ser madre sea idealizar una posibilidad, ni creo como dicen algunas compañeras que hablar de disfrutar de la maternidad sea una manipulación patriarcal para reducirnos a ser sólo madres. No lo creo, creo que es un acto necesario de madurez ideológica para el movimiento feminista, hace tiempo que al patriarcado le interesamos más produciendo y consumiendo, reivindicar nuestra maternidad como propia no deja de ser una expresión de autonomía que pone en jaque varias industrias por no hablar de nuestro potencial para la productividad colectiva capitalista.

Me parece un triunfo más del sistema en el que vivimos. Pero desde mi perspectiva como profesional y activista, es precisamente en la maternidad donde más frecuentemente se nos ningunea y donde se nos hace sentir incapaces físicamente e ignorantes intelectualmente sin que esto tenga apenas repercusión social.

Y quizá también por ello no es de extrañar que sea precisamente durante la maternidad cuando muchas mujeres se descubren feministas a partir de sus experiencias de parto y crianza.

Yo no creo que hablar de ser madre sea idealizar una posibilidad, ni creo como dicen algunas compañeras que hablar de disfrutar de la maternidad sea una manipulación patriarcal para reducirnos a ser sólo madres. No lo creo, creo que es un acto necesario de madurez ideológica para el movimiento feminista, hace tiempo que al patriarcado le interesamos más produciendo y consumiendo, reivindicar nuestra maternidad como propia no deja de ser una expresión de autonomía que pone en jaque varias industrias por no hablar de nuestra productividad.

No creo que hablar de maternidad o reclamar nuestras capacidades y derechos nos haga más manipulables. Me parece un absurdo.

No lo creo, en todo caso, al contrario.

Para mí de lo que se trata es de adueñarse de todas nuestras posibilidades. De rescatarlas, recomponerlas y hacerlas disponibles para quien las quiera o necesite.

Creo que sería conveniente pensar desde el feminismo en que lo que tenemos por delante es el trabajo de restaurar lo que ha implicado ser mujer y lo que éramos y podríamos ser.

Creo que deberíamos desentrañar lo que somos del polvo de siglos que venimos recogiendo, de los intentos de malversar, manipular y distorsionar nuestras capacidades, deseos y derechos por parte del patriarcado.

El parto y la maternidad son una intersección como tantas otras en el feminismo y deberían ser analizados desde la sororidad en la que teóricamente nos basamos.

Nuestro activismo desde la menstruación a la menopausia

Hace algún tiempo fui invitada a participar en una conferencia sobre derechos reproductivos organizada por un colectivo feminista en Londres, y sin embargo mi presencia allí en calidad de defensora de los derechos reproductivos de las mujeres, era como poco, atípica.

Muchas personas hacemos equivalencias mentales que no siempre nos gusta admitir porque carecen de corrección política o moral o porque son prejuiciosas, racistas, discriminatorias o limitadas. Escuchamos "problemas raciales" y si somos blancas pensamos en las personas negras, escuchamos género y pensamos: "mujeres". Creo que cuando escuchamos derechos reproductivos pensamos: "aborto". Volvemos a lo de la mitad del lema feminista.

Y por tanto y como ya es de esperar el 99% de la conferencia versaba sobre el aborto desde diferentes ángulos y allí estaba yo con mi 1% (aún a día de hoy no sé de quién fue la decisión de invitarme) sobre un tema que para mí se origina de la misma manera y por las mismas razones, pero en otra dirección: la violencia obstétrica.

Y aún así por sorpresa y extrañeza, dando gracias de que este 1%, para mí tan importante, fuese evidenciado en el que para mí es su contexto natural, el feminismo.

Viendo que media sala había abandonado el recinto antes de que yo comenzara mi exposición y gracias a un par de conversaciones que había mantenido cinco minutos antes en el café del centro donde se celebraba el evento, intuí que el término "violencia obstétrica" no era familiar para mi audiencia, así que comencé mi ponencia por preguntar a las pocas personas que quedaban (en su casi total mayoría, mujeres) qué qué creían que significaban aquellas dos palabras juntas.

Una primera mujer contestó tímidamente que podría ser que nuestra pareja nos pegara o abusara de nosotras durante la gestación. Yo respondí que era abuso durante la gestación y el parto, pero no por parte nuestras parejas (mientras pensaba en lo terroríficamente interiorizada que tenemos esta posibilidad) y busqué con la mirada otras respuestas entre el público, y entonces otra voz dijo titubeando a través del micrófono: "Quizá sea una respuesta muy tonta, sé que puede sonar absurdo lo que voy a decir, y quizá me equivoque pero ¿podría ser que sean los médicos los que nos abusen en esa situación?"

A lo que yo contesté que me hubiese gustado que su respuesta fuese tonta, pero por desgracia no lo es. Es la respuesta correcta.

La violencia gineco-obstétrica es un abuso de poder ejercido en infinidad de formas durante revisiones ginecológicas, embarazo, parto y postparto.

O podemos decir también que la violencia gineco-obstétrica consiste en desposeer a la mujer de sus derechos, capacidades, autonomía y libertades sobre su cuerpo, su sexualidad, su/s bebé/s y sus procesos reproductivos.

Y la violencia gineco-etno-obstétrica (término acuñado por la activista Silvia Agüero Fernández) incluye todo eso y se manifiesta o incluso exacerba apoyándose en actitudes o ideas racistas.

A juzgar por la consternación de muchas de las mujeres que atendieron la conferencia, mujeres con las que luego tuve la oportunidad de charlar y a pesar de que me parecieron, conscientes, activas, implicadas y feministas, entendí que hablar de violencia obstétrica genera incomodidad y es pura controversia, en ocasiones es aún tabú, tanto cómo hablar de partos, nacimientos, menstruaciones, lactancias y maternidades libres.

Y como libres me refiero a todas aquellas situaciones gineco-obstétricas en las que la mujer se autoproclama como sujeto activo en la experiencia, se cuestiona, informa y decide, a menudo en oposición con la corriente propagandística patriarcal capitalista.

Estas pueden ser: abortar, una cesárea, un parto en casa, una lactancia, la muerte de un bebé y su parto y otras tantas decisiones sobre nuestro cuerpo y su interacción con lo que en él ocurre, habita y es "producido" .

El que estos temas sean controvertidos socialmente no me sorprende lo más mínimo.

No en balde llevamos siglos de desprestigio, leyendas, cazas de brujas, represión, castigo y mil cruzadas más contra las mujeres, ensañandose con especial tenacidad en nuestros cuerpos. Y en el año en el que escribo esto nos encontramos además, en una especie de clímax global e individual de una ambigüedad que parece transmitir la importancia de la positividad y acción en apariencia al tiempo que se perpetúan un sufrimiento, aislamiento y pasividad internos.

Y las mujeres en concreto, incluso en las partes del mundo consideradas más respetuosas hacia nosotras, seguimos soportando la opresión de una jerarquía que nos recuerda continuamente el sitio que el patriarcado nos otorga, el de sufrir el terrorismo patriarcal, el del abuso verbal y físico por la calle, el de recibir menos sueldo, el de tener que asumir las tareas domésticas como propias, el de la posibilidad de violación, o el de aceptar la violación y/o maltrato para evitar la muerte, el de tener opiniones menos válidas, el de no estar representadas justamente, el de la responsabilidad sobre nuestra apariencia física y un infinito etcétera.

Entonces, como digo, no me extraña que hablar de violencia obstétrica sea controvertido para la sociedad en general, pero lo que sí me genera bastantes reflexiones es el hecho de que en mis círculos feministas no se hable más frecuentemente o con mayor profundidad de la violencia obstétrica, y que ésta no constituya la otra mitad de nuestra lucha en los derechos reproductivos pendientes.

Cuando no se nos deja abortar, parir, lactar, lo que se nos prohíbe a fin de cuentas, es la posibilidad de dejar de ser un objeto para otros.

Las mujeres somos el objeto del patriarcado. El objeto necesario para que el orden social establecido se mantenga con vida y en el poder. El patriarcado sólo puede existir con nuestra sumisión , desde su visión de autoridad y privilegio en relación a lo femenino y para el patriarcado, lo femenino-objeto en ocasiones también es considerado en diferentes rangos todo aquello que no sea hombre, sano, blanco, productivo o en un cargo de poder.

La perpetuación de la mujer-objeto es necesaria y prioritaria para la supervivencia del capitalismo patriarcal. La ausencia de madres constituye la definición de patriarcalidad.

Es decir, que el patriarcado se ejerce a través de la objetificación partiendo de las ideas de productividad, en las que la apariencia pesa infinitamente más que la autonomía de los sujetos, la cooperación de las mujeres-objeto se asegura con lo que yo llamo libertades aleatorias (porciones de libertad, revocables y supervisadas que no desafían jamás el poder patriarcal ni el status quo).

Es decir, la objetificación se ejerce con la propaganda constante contra lo femenino, y en lo femenino yo englobo todas las diferencias al estándar patriarcal blanco hombre. Estas diferencias se establecen a partir de creencias promulgadas sobre sexo, peligrosidad y salud principalmente.

Pero además se acompaña de la ridiculización de todo aquello históricamente o biológicamente femenino.

Esta necesidad de objetificación y ridiculización en el tema que nos ocupa, el embarazo, parto, lactancia y maternidad genera todos los conflictos, increíblemente vigentes aún, en relación con nuestros derechos reproductivos y el abuso sobre nuestros cuerpos incluso en las instituciones de salud.

Para mí, después de muchos años trabajando en estas cuestiones, lo que resulta evidente es que lo que se busca someter en todo momento es la capacidad de decisión, en definitiva nuestro rechazo a la objetificación impuesta.

En los juegos de poder en un paritorio abusivo lo que se busca someter es la rebeldía de nosotras las mujeres, a menudo no entendemos dónde no estamos colaborando, porque la rebelión es ser humanas decidiendo y no objetos dejándose manipular.

El discurso utilizado contra el aborto se usa en todos los ámbitos reproductivos, no sólo en el aborto. En el embarazo y la maternidad, todo es por el bien del bebé, todo se justifica a través del bebé, se niega todo derecho de expresión de autonomía amparándose en la sumisión de la madre como sujeto pasivo o inexistente, desde la tradición judeocristiana la mujer madre es sacrificable y la no-madre es pecadora. Las mujeres al servicio del padre no son dueñas ni de ellas ni de su cuerpo, todo es por la producción del objeto dentro del objeto.

Sé que esto pudiera sonar conspiranoide y distópico. Por supuesto que no hay un grupo de "hombres malos" elaborando un plan maquiavélico en un despacho. No, lo que hay es un montón de hombres blancos decidiendo por nosotras, beneficiándose del orden de las cosas y perpetuándolo a través de cada acto social, ley, protocolo, relación, documento, articulo, película, etc. Sin ninguna posibilidad de empatía por lo que se siente siendo niña y mujer en este mundo bajo esas reglas. Y por ello también hay un montón de personas adoctrinadas creyendo que esto es normal, bueno, saludable, necesario o natural.

Cuando a una mujer se le prohíbe abortar es por su bebé, cuando a una mujer se le fuerza a una cesárea es por su bebé, cuando a una mujer se le niega una cesárea es por su bebé. Cuándo a una mujer se le recomienda una cesárea para no "estropear su cuerpo" es para el hombre que la "disfrute", cuando se le dice tras coserle en una episiotomía que le han dejado como nueva o se le da un punto de sutura extra (conocido como "el punto del marido") es pensando en el disfrute de quien la penetre. Cuando se hace todo eso la mujer no existe en la situación, al menos no como sujeto participativo.

La violencia obstétrica es un abuso que para mí se origina con el planteamiento de la obstetricia misma. La creación de la obstetricia fue un acto de apropiación de nuestra cultura matriarcal que nació desde una usurpación de la matronería, lo que constituyó la usurpación de un conocimiento milenario y la pérdida de control sobre nuestros derechos reproductivos.

Y como violencia obstétrica me refiero a la definición que en 2014 elaboré a petición de la Dra Amali Loukagamage para la conferencia anual del Real Colegio de Obstetras y Ginecólogos de Reino Unido que dice:

Es el acto de ignorar la autoridad y autonomía que las mujeres tienen sobre su sexualidad, sus cuerpos, sus bebés y sus partos. Es también el acto de ignorar la espontaneidad, las posturas, los ritmos y los tiempos que el parto necesita para desarrollarse normalmente cuando no hat necesidad de intervención. Y es también el acto de ignorar las necesidades emocionales de la madre y/o el/la/los bebé/es durante todo el proceso del parto.

Breve historia del machismo sobre nuestra salud

Los primeros obstetras tuvieron que desprestigiar a las matronas para ser aceptados, esos fueron los llamados "padres de la obstetricia moderna" (Smelley y Hunter) los que, según algunos textos, podrían haber mandado matar entre 35 y 40 mujeres embarazadas para sus investigaciones. O el gran cirujano responsable de la operación de fístula obstétrica (John Marion Simmons) quien lo hizo sirviéndose de esclavas menores de edad y sin usar anestesia. La obstetricia para mí, en sus orígenes masculinos, fue creada desde la violencia y la oposición a nuestra autoridad, desde la patriarcalidad y la objetificación, desde la supresión de la autonomía y desde la más absoluta indiferencia y falta de empatía hacia nuestros cuerpos y emociones.

La violencia postural a la que se sigue sometiendo a un gran número de mujeres durante el parto, y que coincide con la introducción de la obstetricia, sometiendonos a parir de espaldas pese al absurdo de la postura y el dolor que esto supone, es clave para comprender de manera simbólica quién tiene el poder y quién está sometida.

La prioridad de parir y nacer ayudados por la gravedad es obviada por completo para anteponer la necesidad de comodidad, acceso y visión del sujeto, el observador, el salvador, el héroe. Que sólo es justificable a través del parto peligroso y la incapacidad de parir de la madre y de nacer de el/la bebé.

Históricamente con esta postura, el parto se complicó y esta prioridad incuestionable terminó por reforzar la supuesta necesidad de objetificación de la mujer, por ello se justifica la utilización de aparatos agresivos, de cortar, o incluso en algunos países, el presionar o hasta sentarse sobre la madre y la criatura. Y por todo ello también se les restringe el movimiento, la comida, la interacción, la expresión...Y es que en esa relación todo es excusable, posible y necesario, todo, porque uno/a actúa y la otra recibe en pasividad, porque uno/a salva y la otra es víctima, porque uno/a sabe y la otra ignora.

En el momento en el que la obstetricia irrumpió en la relación íntima de las mujeres y sus matronas se rompió la relación íntima de las mujeres con sus cuerpos y sus bebés. Porque al hacerlo el patriarcado se apropió de la gestión de las mujeres sobre sus cuerpos e inventó una mitología patológica para poder actuar sobre ellos y hacer a las mujeres ignorantes de sus propios sentires y sensaciones hasta llevarlas a definirse incapaces y a aceptarse como tales. Con la inherente necesidad, por tanto, de que otros les explicaran quiénes son y qué les pasaba, qué necesitaban y qué debían hacer.

A lo que las mujeres creían, sentían y sabían se le llamó brujería e ignorancia.

A lo que les contaron sobre sus procesos reproductivos y sus cuerpos: obstetricia y conocimiento.

¿Quiero decir con esto que la obstetricia es mala? No, por supuesto que no, es una ciencia. Hay muchas intervenciones que salvan vidas y ese es el aspecto correcto de la obstetricia, hacia dónde realmente se deben enfocar sus prácticas, a intervenir en la patología, no a patologizar la maternidad. Lo que quiero decir es que la ciencia y especialmente la obstetricia necesita ser evaluada desde el feminismo urgentemente, cuestionada e investigada históricamente para su progreso y su mejor aplicación.

Al igual que el mundo entero evalúa políticas y leyes racistas, injustas y discriminatorias, la medicina y en concreto la obstetricia en este caso, debe ser revisada en sus actitudes machistas desde su creación, cuestionando sus prácticas desde la aceptación de sus turbios y misóginos orígenes.

Y en esa revisión desentrañar las múltiples situaciones derivadas a partir de ahí, y analizar el posible impacto en la salud de las mujeres y bebés.

Las matronas que trabajan en hospitales hoy en día ya rara vez tienen una relación íntima con las mujeres, ambas han pasado ahora a interactuar ante el observador último, en este caso la institución hospitalaria. Y a pesar de los muchos intentos de retomar el control y la autonomía de ambas, a menudo es una tarea verdaderamente difícil, y para las matronas, deberse a la defensa de las mujeres y a la institución parte del orden patriarcal, es una dicotomía en ocasiones imposible de resolver.

La ciencia de las mujeres representada por sus matronas ha sido también reinventada y en algunos países exterminada, las matronas, al igual que las mujeres en general, se dividen ahora en aquellas que cuestionan lo aprendido y buscan conocerse desde la autonomía y aquellas que se perciben ya desde la patriarcalidad, la defienden y colaboran con ella, y en definitiva la practican y ejercen.

Cuando emergió la obstetricia, para que pudiera haber un salvador tuvo que haber una víctima, las mujeres tuvieron que ser víctimas de sus partos para poder ser salvadas, y se necesitó salvar para poder expropiar. La profecía autocumplida se convirtió en una constante en el parto, se intervino, se generaron problemas inexistentes, se justificó la intervención, se salvó a las víctimas.

Nuestros cuerpos, los de las mujeres, tal y como reza el famoso cuadro de Barbara Kruger que se utilizó en una campaña pro-aborto, son un campo de batalla.

Los cuerpos de las mujeres son el lugar en el que se lleva a cabo la microrrepresentación de la lucha externa global de la patriarcalización total por la supervivencia de un privilegio inventado a base de la otredad permanente.

El cuerpo de las mujeres como campo de batalla, lo es por la lucha que sobre él se lidia por nuestra autonomía. El cuerpo de las mujeres representa en el inconsciente colectivo: origen, madre, tierra, animalidad, deseo y al fin y al cabo, muerte. Y al tiempo se nos dice que la intelectualidad, la razón, no nos pertenecen.

El cuerpo de las mujeres es el cuerpo que la intelectualidad patriarcal rechaza porque no es integrable en el discurso tecnocrático que persigue laureles, estatuas, eternidad y productividad. El discurso con el que se crean guerras para autojustificarse, el que extermina inventandose la otredad de quién lo afrenta. La fuerza sin razón disfrazada de pensamiento.

El parto, por lo tanto, puede parecer mundano y cotidiano pero quizá por ser la expresión diaria y global de nuestra autonomía y capacidad como mujeres, es tremendamente político y trascendental. Es de hecho un escenario simbólico en el que se recrean todas las creencias generadas para el (patriarcal) orden de las cosas.

El parto deja de ser "El origen del Mundo" para pasar a ser "El orden del mundo".

Aunque de esto último debo añadir que incluso en el origen de El Origen del Mundo de Courbet es anticipable la poca importancia del sujeto, en la fragmentación y decapitación del cuerpo expuesto en su obra. Actitud aún frecuente en las fotografías de mujeres embarazadas en las redes sociales y anuncios, en las que sólo se ve una barriga. Y común también en la obstetricia que cubría de sábanas a la mujer con la excusa de asepsia, pero en realidad se trataba de reducir la visión de los aspectos que recuerdan la individualidad y humanidad de la parturienta, fragmentando el cuerpo prácticamente al mismo trozo que vemos en El origen del Mundo.

Así que sí, ciertamente en el parto ahora mismo se representa en las salas hospitalarias el orden del mundo y el machismo imperante, la sumisión a la que estamos condenadas y el sitio en el que se nos coloca permanentemente.

Cómo si no, se puede explicar una estadística mundial de episiotomías (corte quirúrgico de los tejidos de la vulva y vagina de la mujer durante el parto) que varía desde un 5% en países nórdicos a un 100% en Taiwan o Guatemala. O cómo se puede explicar que se empuje, insulte, engañe, castigue, grite, dañe, ate, sede, aisle, humille y manipule a muchísimas mujeres durante sus partos.

Cómo si no se puede explicar que importe más si el término violencia obstétrica es correcto u ofende que los actos que el propio término describe.

Cómo si no se llega a aceptar esta violencia no ya por una gran mayoría de sus víctimas sino también por la gran mayoría de la sociedad, llegando a ser defendida, elogiada y promovida culturalmente.

Por todo esto, cuando salí de la conferencia de la que hablaba al inicio del libro, no pude evitar pasarme el fin de semana pensando en por qué como feministas no estamos todas gritando sobre esto. Por qué no es este, junto con el aborto, el tema de rigor en todas las conferencias sobre derechos reproductivos.

Creo que convergen varias cuestiones: la vida es cíclica y diversa y por tanto nosotras nos involucramos en el feminismo desde diferentes perspectivas y dado que, como mujeres, se nos vulnera desde todos los frentes, por desgracia tenemos para elegir y no podemos llegar a todos.

Y quizá también por eso para mí es tan importante lidiar con nuestra lucha enfocándonos a la capacidad de decisión y huír de los debates sobre los que se decide.

Es decir, lo que venimos observando históricamente es que a las mujeres, lo mismo se les niega que puedan disponer de métodos paliativos del dolor en el parto, que se les imponen. Lo mismo se fuerza una cesárea que se les niega, se nos fuerza a parir o no se nos deja hacerlo. Así que yo veo ya bastante claro que la persecución es contra nuestra libertad de decisión.

Aunque haría un apunte y diría que dado que hay una patologización y cientificación del parto incuestionables, y una obsesión con la intervención que en países como Brasil ha llegado a alcanzar un 90% de cesáreas, es probablemente mucho más fácil encontrar apoyo para una cesárea electiva sin indicación médica que para un parto en casa.

Me parece fundamental que como feministas empecemos a incluir nuestras reclamaciones sobre nuestros partos como libertades a reconquistar de manera absoluta y urgente.

La de elegir no sólo cuando parir o si hacerlo o no, sino también el cómo, dónde y con quién, constatando el abuso que recibimos continuamente por ello. La violencia obstétrica es violencia de género y la violencia obstétrica, para mi pueden darse en cualquier momento de nuestro ciclo reproductor, incluyendo por supuesto la lactancia y menopausia

Podríamos reducir la violencia machista, en diferentes niveles, a las formas de control ejercidas contra nosotras desde una perspectiva de superioridad necesaria para la constante autoproclamación de la supremacía patriarcal. Y por ello el parto como una forma de expresión de la autonomía y sexualidad de las mujeres representa una rebeldía intolerable.

No es casualidad que una de las frases más repetidas en situaciones de violencia obstétrica en países hispanoparlantes sea: "ahora te quejas pero cuando lo hacías no te quejabas". Como si el disfrute de nuestra sexualidad fuese algo reprobable o como si lo fuera el quejarnos o expresarnos en el parto, o como si simplemente pudiéramos ser aleccionadas como niñas por todo cuanto hacemos.

No es casualidad que en los partos de las películas las mujeres digan a sus maridos "tú me has hecho esto". Nuestra pasividad sexual está totalmente integrada culturalmente hasta el punto que se puede entremezclar con la violación. A mí esta frase que se cita a menudo en mis clases, me produce consternación.

No es casualidad que se relacione el sexo con el parto. Porque el parto es parte de nuestra sexualidad. Algo que de manera eutócica o fisiológica sigue siendo tabú, pero empleado contra nosotras es algo que como he mencionado, está a la orden del día.

Del parto molestan las posturas, los sonidos y los fluidos porque recuerdan a nuestra sexualidad pero en este contexto lo que más incómoda es que no pasen por la interacción con el macho. La mujer que pare no es la mujer sexual que pueda ser observada para el placer de otros, o que pueda vender productos o que pueda ser vejada o explotada. Esta es la mujer sexual en su propio cuerpo y para ella y con ella y eso significa que es un ser indómito, una anomalía en el sistema de opresión.

El parto y la maternidad conscientes o mejor aún reapropiados, son algo así como el último reducto de la guerra por la total objetificación de la mujer.

Nuestras denuncias de violencia obstétrica son recibidas y tratadas de la misma manera y con idénticas respuestas a las que recibimos al denunciar otros abusos machistas.

Si en asuntos de violaciones o maltrato se excusa a quien la ejerce y se cuestiona a la víctima, en la violencia obstétrica se niega la responsabilidad, se habla de casos aislados, se insta a las mujeres a informarse y se excusa todo patologizando el parto o por la falta de sumisión de la parturienta a la que se acusa de irresponsable y egoísta.

Si en el reclamo de nuestros derechos se nos intenta silenciar llamándonos feminazis cuando reclamamos nuestros derechos en el parto se nos silencia tildándonos de "locas del parto natural" o "hippies" y sí se nos controla la manera de expresar nuestra queja como feministas tachándonos de radicales, hablar de violencia obstétrica es considerado una afrenta impronunciable, un término reprobable. De hecho recientemente salió a la luz en España que la S.E.G.O. (Sociedad Española de Ginecología y Obstetricia) escribía un documento en el que la decía que hablar de "violencia obstétrica" era algo delictivo.

Iba a enunciar la siguiente frase diciendo de manera automática: "Las mujeres tenemos que…"

Pero no, me corrijo. Las mujeres no somos las que deberíamos hacer nada. Nosotras hemos hecho ya mucho, nos hemos rebelado, hemos denunciado y pagado con creces la misoginia de unas creencias fabricadas desde la absoluta falta de empatía y conocimiento sobre nuestros cuerpos y emociones.

El problema de la violencia obstétrica, la violencia de género, la misoginia, no es responsabilidad nuestra, igual que no lo es facilitar el trabajo de el/la profesional o cambiar el término "violencia obstétrica".

Pero quizá lo que sí que podemos hacer es rechazar radicalmente esa responsabilidad, negarnos a la pedagogía que la sociedad que nos oprime nos reclama, no caer en la justificación, cuestionar la continua propaganda sobre nuestros cuerpos y sabernos dueñas de ellos como acto de supervivencia y consciencia vital.

Busquémonos a nosotras reinventando la autogestión de nuestra salud recuperando a nuestras matronas, alentándolas a perseguir el progreso profesional que les pertenece y a desarrollar nuevas maneras de cuidarnos y asistirnos.

Renunciemos a una concepción patológica de nuestra fisiología.

Como dicen las artistas y activistas Guerrilla Girls: "El mundo necesita una bomba de estrógeno"

Yo, desde estas páginas os animo a ser eso, bombas de estrógeno que no someten ni su sexo, ni su parto, ni su menstruación, ni su leche, ni el amor que sienten por sus criaturas, ni el amor por sí mismas y su autonomía y libertad.

Vivir nuestros cuerpos fuera del patriarcado, creando redes matriarcales de autogestión, es la única escapatoria posible para huir de nuestra opresión permanente.

Y esto tendremos que hacerlo pese a la negación de las instituciones y la complicidad en los silencios de la ignorancia social que se ven perpetuados por una ausencia de cultura de parto y una deformada representación mediática de ella.

La sobremedicalización de los cuidados de la fisiología femenina y la tecnocracia aplicada a las mujeres parturientas ha patologizado la cultura del parto y ha abierto completamente la puerta al abuso, la negligencia, la mala praxis y la violencia hacia las mujeres en sus partos.

Estos actos de abuso por parte de profesionales en las maternidades de todo el mundo están enraizados en las creencias misóginas de que el cuerpo femenino es defectuoso y necesita ser rescatado desde una perspectiva de superioridad. Y también se cimentan en el tratamiento social generalizado que sufren las mujeres. Somos hipersexualizadas, objetificadas, abusadas y faltadas al respeto con facilidad y a menudo sin consecuencias.

Nuestro consentimiento y capacidad de decisión, tal y como estamos viendo en muchos casos de violación, parecen no valer nada.

Nuestras voces son silenciadas continuamente, y eso ocurre en una violación pero también en lo que se ha llamado en países anglosajones "parto violado". Y por supuesto ocurre en las reuniones de trabajo, en un juicio, en el hemiciclo parlamentario, en las tiendas y en las películas, por nombrar algunas situaciones.

Este privilegio misógino que nos ahoga continuamente tiene un especial impacto y se ejerce con especial crueldad en el parto de nuestros hijos/as. Quizá esto sea porque el parto es una situación donde las mujeres nos expresamos de manera instintiva y lejos de los condicionamientos sociales o quizá porque es una parte de nuestra sexualidad que ejercemos desde nuestra autonomía, las imposiciones de quienes nos atienden parecen buscar reducirnos, controlarnos y someternos a toda costa.

Esto se suele hacer infantilizándonos con el lenguaje, humillándonos, ignorando nuestras necesidades, forzándonos a hacer cosas contra nuestra voluntad, desatendiendo nuestras peticiones, separándonos de nuestros seres queridos (incluyendo a nuestros bebés), usando la fuerza o malas prácticas, aislándonos o abandonandonos.

Las mujeres de todo el mundo han dicho #yotambién he sufrido violencia obstétrica desde hace años. Pero tal y como ha ocurrido con otras violencias hacia las mujeres que se han encontrado con #notodosloshombres ellas se han encontrado con #notodoslosmedicos #notodaslasmatronas #notodosloshospitales. Qué por supuesto es verdad, pero el foco debería ponerse en que ocurre demasiadas veces, en demasiados países y hospitales. Y ninguna acción de este tipo está justificada, ni tan solo una, y por desgracia se cuentan a cientos.

E incluso han escuchado los ignorantes comentarios que buscan acallarlas con un #deberiasestaragradecida o "lo que importa es que tu y el bebé estáis bien"

La violencia obstétrica es algo que ocurre por las mismas razones que se nos impide abortar o incluso por lo que se nos anima a gestar para otros, por el mismo abuso de poder sobre los cuerpos de las mujeres y su capacidad de decisión sobre ellos.

Cito algunos ejemplos en los que he trabajado como activista directa o indirectamente:

• Estudiante de medicina en Venezuela se hace un selfie con una mujer de parto tumbada y con las piernas en alto de fondo, la cuelga en sus redes sociales con el comentario "aquí dejamos los coños a km 0"

• Una mujer en Brasil es sacada por la policía de su casa para hacerle una cesárea contra su voluntad

• Las mujeres en España siguen quejándose de ser atadas durante las cesáreas

• La asociación española de ginecólogos y obstetras habla de nuestros partos así: "En el parto, cada individuo se enfrenta de forma solitaria a su destino en 10 centímetros de vagina, está en nuestras manos acompañarlo y ayudarlo a enfrentarse al resto de una vida"

• O las terroríficas viñetas que desde esa misma sociedad médica se dibujaron y publicaron sobre nosotras (las podéis ver si hacéis una búsqueda en internet) esto ocurrió en el 2011 y pese a la consternación de muchas nunca se emitió una disculpa, sin embargo los responsables se quejaron públicamente de nuestro sentido del humor.

• En un vídeo en Youtube de un parto en Estados Unidos después de todo tipo de abuso verbal y con la parturienta diciendo no una y otra vez un obstetra corta la vulva de esa mujer once veces. Después de muchos comentarios la protagonista del vídeo entendió la validez de su trauma, llevó al médico a juicio y lo ganó.

• Y el último el caso es el de una mujer en Oviedo que fue llevada por fuerza policial a someterse a una inducción contra su voluntad. Este hecho ha dado origen a la plataforma activista Parir en Libertad.

Nuestros derechos sobre nuestros cuerpos en nuestros partos son una cuestión feminista urgente. El que se nos esté insultando tras denunciarlo y que se nos diga que nos vayamos a parir a una cueva es tan misógino como el mandarnos a hacer la cena. Tal y como aún a día de hoy un señor gallego mandaba a hacer la cena a todas las mujeres presentes en una manifestación feminista.

El que gran parte de mis compañeras feministas callen o no se interesen al respecto es algo que me preocupa profundamente.

No consigo entender por qué semejantes abusos sobre las mujeres no se incluyen con profundidad y con urgencia en los grandes debates feministas.

Hace tan sólo un mes uno de mis grupos después de mis clases volvía para contarme que de las ocho mujeres en el grupo siete habían tenido cesáreas. Un índice sospechosamente alto para Reino Unido. Llevo desde entonces sumergida en un análisis que me ha llevado a concluir que la decisión informada se queda corta. Así que sí, no queda otra más que ser feminista cuando nos preparamos para un parto, o más bien, que el parto es intrínseco al feminismo y que por tanto cualquier análisis o búsqueda de su comprensión no puede hacerse más que desde el feminismo. ¿Recomiendo el feminismo para el parto? No exactamente. Vivo en feminismo porque vivo en la consciencia de mi opresión y hago cuanto está en mi mano para combatirla. El parto por renuncia o elección no deja de ser una parte ineludible de nuestras vidas y por ende una parte fundamental de nuestra opresión, comercialización, objetificación, sexualización y desprestigio. Porque a lo que nos enfrentamos como en tantas otras circunstancias en nuestra vida, es a la ideología machista de siempre que buscará una vez más silenciarnos, empequeñecernos, o simplemente contarnos verdades sobre nosotras que carecen de respaldo científico.

Así que por todo lo expuesto y en un intento de ahorrar tiempo y malas experiencias a las nuevas generaciones de madres y que intuyen que quieren hacerlo en sus propios términos y sin tener que obedecer a las presiones sociales he escrito esta pequeña guía. En ella busco destilar las conclusiones de lo que mi experiencia como madre feminista, educadora perinatal y activista en redes me ha enseñado que las mujeres buscan saber.

No suple ningún diagnóstico ni información médica, por supuesto, no estoy capacitada para ello. Pero, busca impulsar a una reconquista total de nuestra autonomía sexual y reproductiva a la autogestión feminista, algo que no es nuevo y que ya buscaron hacer mujeres como las del Colectivo de Boston con el libro *Nuestros cuerpos, nuestras vidas*. Algo que muchas compañeras racializadas están investigando también en muchos escritos y conferencias sobre la descolonización de la ciencia y los cuerpos. Mi feminismo no puede existir sin mis compañeras, previas y futuras.

Espero que este libro pueda servir como base para empezar a debatir sobre lo que podríamos considerar un enfoque feminista esencial a la hora de plantearnos cómo planear nuestros partos. Intentaré por todos los medios no sugerir un tipo de parto concreto porque después de todos estos años, mi conclusión es que cada mujer debe llegar a sus propias decisiones libremente, pero también dejo constancia de   que debemos ser conscientes de la distorsión y el desequilibrio en los que nos movemos como mujeres a la hora de tomar esas decisiones. Como por ejemplo que si bien el parto es un proceso que requiere un comportamiento instintivo y desconexión de la intelectualidad debido a la situación actual del mismo nos vemos abocadas a intelectualizarlo para poder entender cómo llegar a esa desconexión. Con dicotomías como esta nos vamos a encontrar a menudo porque cuando una vive en un mundo al revés aplicar según qué reglas lógicas puede carecer de sentido.

Aún así confío en que esta pequeña guía pueda ser una especie de interruptor para alumbrar lugares que quizá habían permanecido cerrados y olvidados durante mucho tiempo.

TRES CONCEPTOS FEMINISTAS PARA TU PLAN DE PARTO

Esta idea de plan de parto o método feminista para el parto se basa en 3 conceptos esenciales, con otros 3 subapartados.

1. Reapropiación
   De tu historia
   De tu cuerpo
   De la información

2. Autocuidados
   Quiérete (de dentro a fuera)
   Querer activamente
   Quiérete a pesar de

 3. Sororidad
   No estas sola
   Confía en nosotras
   Búscate en las demás

Reapropación

Tu cuerpo

Nuestros cuerpos nos pertenecen de manera total. El problema al que nos enfrentamos como mujeres es la necesidad de deconstrucción de todo el ideario machista al que llevamos sometidas desde tiempo inmemorial, el que nuestras madres, abuelas y tatarabuelas creyeron también a pies juntillas y que por tanto se ha convertido en el lenguaje propio con el que nos sentimos y pensamos.

Para cuando llegamos a nuestro parto llevamos sobre nuestras espaldas siglos de condicionamiento que configuran cada gesto y cada reacción, y años de experiencias propias sobre qué y quiénes debemos ser. Por lo que tras muchos años dando clase y siendo activista he comprendido que necesitamos transgredir y reprogramar todo lo aprendido. No es suficiente apelar al sentido común y aprender la teoría sobre lo que debería ser un parto. Hay que ir más allá y comprender que por desgracia nos vamos a enfrentar a límites propios y ajenos y que aprender sobre ellos y reaprender a ser nosotras es fundamental para reclamar el parto que nos pertenece por derecho.

Hace ya algunos años que empecé a rebobinar en el tema del parto y me di cuenta de que las mujeres a menudo llegábamos a un parto sin conocernos a nosotras mismas. Una gran parte del feminismo se ha encargado de luchar por la reconquista de nuestros cuerpos. Pero sigue siendo sorprendente lo que en silencio muchas mujeres desconocemos de nuestra fisiología. Y esto debería ser algo fundamental antes de empezar cualquier preparación al parto.

Creo que es necesario reflexionar e investigar mucho sobre cómo nos sentimos en nuestros cuerpos y qué historias pesan sobre ellos.

Lo ideal sería que leyeras esto antes de quedarte embarazada por primera vez, pero nunca es demasiado tarde, a algunas nos ha llevado una vida o varios partos aprenderlo.

Para empezar una de las relaciones más importantes que la mayoría de mujeres tenemos con nuestros cuerpos es a través de nuestra menstruación. Y he de decir que esta relación dentro de los confines del sistema patriarcal suele ser de rechazo, asco, odio o miedo.

La primera menstruación dado que suele vivirse dentro de la infancia es un episodio importantísimo ya que configura parte de la base de la concepción de nuestros cuerpos.

Por ello es importante dedicar cierto tiempo o incluso escribir sobre los siguientes puntos:

-Cómo fue mi primera menstruación
- Qué sentí
- Qué se me dijo
- Cómo siento mi menstruación como adulta
- Qué decía o hacía mi madre sobre su menstruación
- Qué he leído o he visto sobre este tema
- Qué dice la gente y como me comporto cuando menstruo, ¿lo escondo?, ¿hablo de ello?, ¿me enfado cuando descubro que me ha venido?

A menudo el embarazo con su ausencia de sangrados mensuales puede ser un momento perfecto para indagar más sobre nosotras como seres cíclicos.

Aprender sobre este aspecto es esencial como exploración de base para entender en profundidad que la vida es cíclica, algo que conviene recordar a menudo con nuestros bebés, las noches sin dormir no son para siempre ni las adolescencias tampoco, todo cambia...Nosotras también.

(*) Te recomiendo leer o seguir en redes a Erika Irusta de El Camino Rubí y también a la ginecologa Miriam Al Adib.

La sexualidad femenina se suele debatir menos que la masculina y no olvidemos que fue tan solo en los 60 cuando gracias a Masters y Johnson se empezó a hablar de que los orgasmos femeninos no eran sólo clitorianos y que además las mujeres éramos multiorgásmicas. Hay demasiado desconocimiento aún sobre la sexualidad de nosotras las mujeres, pero sobre todo hay demasiada religión y patriarcado aún sobre nuestro placer. Algo tan básico y tan saludable como disfrutar de nuestros cuerpos sigue teniendo connotaciones absurdas. Se sigue creyendo que los hombres necesitan sexo más que las mujeres o que ellos son más sexuales que nosotras. También se sigue manteniendo en todo tipo de películas, anuncios, chistes, frases, titulares y actitudes que las mujeres son el objeto de placer para el hombre y por tanto nuestra autonomía en este respecto es secundaria o inexistente.

Masturbarse por tanto es esencial para conocerse físicamente y conocer qué siente nuestro cuerpo como placentero. Las mujeres a menudo desconocen sus propios orificios. Intenta explicar a una clase adulta de preparación al parto dónde va un catéter para la orina con la epidural y verás que hay más confusión de lo que se imagina, sobre esto de hecho hay una escena muy divertida en la serie *Orange is the New Black*. Y es que lo de que las mujeres no hacen pis por la vagina sigue siendo algo que hay que explicar y lo de que la vulva no es la vagina y...en fin, qué hay que conocerse que si no no vamos a saber quiénes somos y de lo que somos capaces. Al masturbarnos y alcanzar un orgasmo con suerte sentiremos además las contracciones de nuestro útero y podremos entender un poco mejor que es capaz de hacer la producción de oxitocina en nuestros cuerpos y empezar a ubicar nuestros cuerpos desde el placer de manera experimental y no desde el sufrimiento teórico, impuesto y aprendido.

Mírate, tócate y quiérete. Pero no porque yo te lo diga sino porque eres lo más importante que tienes en tu vida, tu misma, tu piel, tu cuerpo: conocerte es esencial.

(*) Te recomiendo seguir o leer a la sexóloga Ana Sierra o a la matrona Ascensión Gómez

Tu historia

Hace ya algunos años y tras dar muchas clases, descubrí que las parejas no eran lienzos en blanco y que obviamente venían con toda una serie de ideas y aprendizajes sobre lo que era un parto. Creo que en el caso de las mujeres cabe añadir que muchos de nuestros aprendizajes e idearios a la hora de experimentar un embarazo y un parto están tremendamente distorsionados por todo un discurso machista que empaña gran parte de la historia con la llegada de la obstetricia moderna y la constante propaganda sobre lo que una mujer, un parto y una madre deberían ser.

Por todo ello creo que otro paso importante es una especie de desintoxicación de todo lo aprendido, una deconstrucción de nosotras mismas para poder colocar los cimientos de quienes somos y cómo nos sentimos y por qué. Para ello si es posible el embarazo (incluso si aún sólo estamos en la búsqueda de embarazarnos) es una buena oportunidad, y yo diría que esencial, para investigar de dónde vienen nuestras referencias.

Tu nacimiento

Si tienes contacto con tu madre puede ser muy importante pedirle que te hable de tu nacimiento y aunque quizá te haya contado la historia mil veces, escuchala con atención. ¿En qué situaciones o partes de la historia pone el énfasis? ¿Si tuvieras que elegir una palabra que resumiera su experiencia cuál sería? Y si le pidieras a ella que lo hiciera ¿qué palabra elegiría? ¿Qué circunstancias llevaron a tu madre a tener ese parto? ¿Qué experiencias tenía ella de su madre? ¿Cómo eran los partos en esa época y en su ciudad?

Tu madre

La relación con nuestras madres es un pilar esencial en la relación con nosotras como mujeres y como madres.

Y a veces es una relación dolorosa porque son un espejo de nuestra misma opresión. Y, es más, a menudo nosotras somos las depositarias de sus aspiraciones no cumplidas o incluso de arrepentimientos o deseos frustrados. Todas las generaciones quieren que sus hijos/as tengan mejores oportunidades, pero en el caso de las madres y las hijas es un deseo desde la frustración de cierta imposibilidad o sumisión que es algo que inconscientemente sabemos que pasa como un yugo heredado. Esto en ocasiones crea tensiones muy complicadas entre nosotras. Y por eso creo que escucharnos más es la única opción posible, intentar entendernos desde nuestros posibles fracasos personales, sabernos valientes pese a todo y tener una actitud de sororidad con nuestras madres es un trabajo feminista que deberíamos practicar más. Si estamos a punto de ser madres, nuestra madre lo queramos o no se nos aparecerá una y mil veces y la cuestionaremos al tiempo que puede que la perdonemos, comprendiendo desde la experiencia propia lo difícil que puede llegar a ser maternar en un mundo machista.

Saber cómo nos sentimos en relación a nuestras madres, meditar sobre qué nos gustaría que pensarán nuestras criaturas sobre nosotras son ejercicios de reflexión que pueden ayudar mucho a allanar el camino hacia tu maternidad.

Tus ideas

Después de todo lo anterior te recomiendo que busques tiempo y espacio para estar tranquila, que hagas algo placentero, tomarte un té o darte un baño y hagas una lista sobre lo que tú piensas a día de hoy que es un parto, una pequeña lista de palabras que te vengan a la mente te darán una idea general de si es algo que te produce curiosidad, miedo, ansiedad, desconcierto, alegría, curiosidad,asombro o sobrecogimiento.

Echar la vista atrás e indagar sobre cuánto de esa percepción es tuya o es aprendida de otras/os puede darte la oportunidad para replantearte algunos conceptos de nuevo y estar más dispuesta a revisarlos o simplemente desecharlos.

Tu situación

Investiga también tu presente, dónde estás tú ahora. La primera pregunta aunque pueda parecer absurda o incluso un poco ofensiva es ¿por qué quieres tener este bebé?

Creo que a menudo las mujeres no ahondamos lo suficiente en esta cuestión, creo que callamos demasiado. En uno de mis talleres me sorprendió lo mucho que las mujeres aceptamos y asumimos. También por mi experiencia creo que se tienen bebés un poco porque parece que es lo que toca o corresponde en cierta fase vital así que preguntarse por qué queremos tener ese bebé y con quién queremos criarlo me parecen preguntas en ocasiones incómodas pero absolutamente fundamentales.

Entender también cuál es nuestra situación y nuestras opciones y limitaciones tanto emocionales como económicas, o profesionales, creo que también es importante para ser compasivas con nosotras mismas y poder saber qué necesitamos. Obcecarse en que todo irá a mejor o que ya lo resolveremos, por mucho que sea un optimismo saludable no siempre es lo mejor, resolver situaciones urgentes y serias en el posparto quizá se nos haga aún más complicado. Una revisión honesta a nuestra situación vital nos permitirá saber dónde estamos, qué queremos y cómo buscarlo para estar mejor. Y que hay infinidad de maneras de ser sin tener que tener un hijo o una pareja: planta el árbol y escribe el libro si quieres pero el resto es bastante opcional y cuestionable.

Tus expectativas

Pregúntate qué es lo que imaginas para el parto y cómo te gustaría vivirlo, qué te gustaría que sintiera tu bebé. Puedes intentar dibujarlo o escribirlo. Y después plantéate que es lo que vas a necesitar para poder parir así.

Creo que todo este trabajo de reflexión debería hacerse desde la observación y no la crítica, cerrar los ojos y meditar puede ayudar. Escribir tu historia en tercera persona te podrá ayudar a verte de una manera más compasiva si sueles caer a menudo en juicios inflexibles sobre tus opciones.

Pero una vez comprendas tus resistencias, valores y expectativas necesitarás empezar a reapropiarte de todo lo que te pertenece y que quizá ni siquiera imagines que habías perdido.

Tu voz

Observa cuántas veces permites que te interrumpan o no consigues acabar lo que querías contar o tu interlocutor/a desvía la conversación hacia su interés. Practica el recuperar tu voz sin miedo. Ejercitalo si aún no lo haces.

Tu espacio

¿Tienes un espacio propio? ¿el famoso cuarto propio? ¿Sí? ¿tiene puerta? ¿se cierra? ¿consigues estar allí sola y sin justificarte ante nadie? ¿te sientes culpable o estás disponible para otras personas incluso cuando estás en ese espacio? ¿Y qué me dices del espacio en la calle?

Te invito a observar y reflexionar sobre cómo te comportas en el baño, en tu habitación y también por la calle, si ocupas tu espacio o si te apartas continuamente, si repliegas tus piernas o buscas encogerte cuando hay personas más grandes o con más "autoridad". Pregúntate cuánto de ello es civismo (que está muy bien) y cuánto es ceder tu propio espacio por costumbre o sumisión.

Y te preguntarás qué demonios tiene esto que ver con el parto. Te diré que todo, absolutamente todo. Si no somos capaces de ocupar nuestro espacio en el mundo, si no podemos vivir para nosotras mismas sin ser satélites, si no conseguimos hablar sin ser interrumpidas ¿desde qué autoridad y qué autonomía nos vamos a expresar en nuestros partos? Me temo que el parto y la atención hospitalaria no son espacios neutros libres de machismo.

Aquí es dónde os cito una estadística que por mucho miedo que dé no es para asustar sino para despertar. Un estudio demostró que una mujer expresando el mismo dolor abdominal que un hombre es atendida 20 minutos más tarde que el hombre (eso sin tener cuenta la posibilidad de que se trate de una mujer racializada, intuyo que habría que añadir al menos diez minutos más)

Reapropiación de la información

Había una frase que circulaba por ahí que decía algo así como si no conoces tus opciones no tienes ninguna. Espero que lleguemos algún día a un momento en el que la preparación al parto sea innecesaria, y este sea una experiencia física en la que el cerebro intelectualizado se apaga para dar protagonismo a nuestro cerebro instintivo y primario. Pero me temo que a día de hoy y por más que crea totalmente lo que acabo de decir, la experiencia me dice que la información es necesaria y sobre todo, como parte de ese proceso de reapropiación, es necesario también enfrentarse al mito patriarcal, hacerlo añicos, no temer, buscarse y reaprender.

Y para ello creo que buscar y leer a mujeres (y madres especialmente) se vuelve imperativo. Con ello no digo que todas te vayan a resultar afines o te inspiren pero al menos empezarás a buscarte cerca de la matriarcalidad y posiblemente en compañía de otras que se buscan. No creo que se trate de tener todas las respuestas, estamos hablando de siglos y siglos de patriarcado, andamos bastante lejos de cualquier atisbo de identidad. Pero sí de tener las preguntas correctas y las dudas necesarias. Por ejemplo frente a la duda " ¿Seré capaz de parir?" yo recomendaría fervientemente cambiarla a "¿Será verdad que quizá no sea capaz de parir?. Es decir todas tenemos dudas, pero quizá hay que reexaminar esas dudas con atención.¿Son dudas propias o aprendidas?

Investigar lo antes posible sobre clases de preparación al parto que respeten la decisión informada y que empoderen a las mujeres en sus decisiones sean las que sean, es otra opción. Si el acceso a estas es un problema, puedes investigar por Youtube o Facebook, a veces hay videos gratuitos o incluso articulos explicativos de matronas y otras profesionales del parto. Las bibliotecas también son una opción y en ocasiones, aunque sean un lugar público, pueden ser un buen "cuarto propio" pero repito busca a las mujeres que escriben sobre partos, especialmente a las madres. Sé crítica y filtra. En este aspecto eres algo así como la placenta simbólica. Filtrando, eliminando, protegiendo y alimentando.

Infórmate sobre hospitales, centros de parto y la posibilidad de parir en casa o en casas de parto. No hace falta que decidas nada, infórmate sobre todo con el mismo interés e intención que si te comprarás algo muy caro o si fueras a pedir una hipoteca al banco. Colocate en el rol de clienta deseada y no de paciente agradecida. Tanto si en tu país la sanidad es pública o privada es algo que pagamos y cuyo mantenimiento y estándares dependen de nuestra satisfacción. Si es pública es además un servicio a la población.

A estas alturas espero que ya andes más cómoda con el proceso de reapropiación y que entiendas que ocupar el espacio en el que parimos es de suma importancia. El espacio ideal para el parto fisiológico a grandes rasgos debería tener luces tenues, calidez, calma y silencio. Piensa en lo que harías instintivamente si tu perra (si la tienes o la has tenido) se pusiera de parto. Si los espacios que investigas tienen pocas posibilidades de ofrecerte esta situación quizá no sean lo ideal.

Intentar buscar información sobre si el parto lo llevan matronas, si tienen índices de intervención altos o lo que dicen otras madres en foros de asociaciones de activismo por el parto respetado, te darán más pistas.

(*) Te recomiendo seguir en redes a El Parto es Nuestro o a la matrona Laia Casadevall

Recuérdate cada día: Tú eliges.

Tú eliges el sitio, la manera, quién te acompaña y cuándo. Y esto debe ser elegido activamente y de manera informada y consciente porque te pertenece y porque importa.

Autocuidados

Según la Dra. Christine Meinecke de *Psychology Today*, el autocuidado no es la autoindulgencia o darse caprichos sino elegir comportamientos que equilibren los efectos de lo que nos estresa física y emocionalmente. Y es que los autocuidados, que son un concepto fundamental feminista, para mi son parte de la autodefinición y reapropiación. Creo que es además la manera de delimitar nuestros bordes, redibujarnos. Entender que decidir lo que queremos y no queremos lo que nos gusta y nos hace felices y elegirlo activamente nos lleva a ejercitar la autonomía y a configurar quienes somos por y para nosotras y no supeditadas a lo aprendido o a lo impuesto.

Quererse de dentro a fuera

Las mujeres en el patriarcado necesitamos luchar por invertir la idea de que nuestro valor es de fuera a dentro o incluso que lo es sólo por lo que somos por fuera.

Para ello creo que hay que hacer una desintoxicación tratando nuestra mente y nuestras emociones cómo trataríamos nuestro estómago.

Escuchándonos y entendiendo qué nos estresa, qué nos nutre y qué nos agota.

Es aprender, si es que aún no lo hacemos, a decir "no" y como dice la actriz Jane Fonda, sabiendo que "No" es una frase completa. Es decir "no", sin pedir disculpas, sin tener que argumentar justificaciones, sin sentirnos culpables, sin anteponer al otro o la otra, sin pasarse 10 minutos cuestionando si deberíamos haber dicho "no".

Eso es parte del autocuidado. Y decir "No", es también decirle a alguien que queremos, "ahora no puedo" o "no quiero escuchar esa historia de parto", o decir "no quiero hacerme esta prueba" o "no quiero que me diga lo que tengo que hacer". Creo que a veces el feminismo es algo así como el ejercicio que hacemos cada día para recordar nuestra libertad mientras vivimos en esta distopía patriarcal. Ejercitar la autonomía, cuidarse y tomar conciencia de quienes somos de manera propia y no en relación a otros es absolutamente prioritario y es desde esa autonomía desde donde podremos parir a nuestros/as bebés en coherencia.

Practicar meditación o yoga puede ser una muy buena forma de estar a solas con una misma y practicar esos autocuidados, a veces la colchoneta de yoga es un perfecto cuarto propio. O si no te gusta el yoga, sentarte a respirar de manera consciente, observando el ritmo de tu respiración y tratando de relajarlo también ayuda, ir a nadar es otra opción. Practicar esto como un hábito cada día nos ayuda a conocer cómo calmar nuestro cuerpo y mente y es una manera de prepararnos para hacerlo de manera casi automática durante el parto. Observa lo qué hace tu bebé cuando te relajas, cuando respiras profundo. Lo más probable es que tu bebé se mueva o haga algún saltito cuando te relajes.

Es una manera estupenda de dedicarle unos minutos a esa relación tan íntima. Puedes hacer algo tan básico como respirar de manera regular y pensar que cuando inspiras te llenas de confianza y alegría y cuando expiras dejas ir miedos y angustias. O lo que tu quieras, tu mandas. Pero busca lo que te gusta, lo que te hace feliz y lo que te nutre, siempre.

Dedicarte tiempo, tocarte y hablarte con cariño, cuidar lo que comes pero también a lo que te expones, lo que escuchas o lo que sientes. Es cuidarte. Practicar el autocuidado es una de las mejores formas de desarrollar nuestro feminismo y además es una maravillosa manera de prepararnos para el parto.

Querer activamente

Hay muchas formas de querer algo y a veces ni nos enteramos de que no estamos queriendo algo activamente. Por ejemplo cuando trabajo con mujeres embarazadas a menudo pregunto dónde van a parir y por qué. La mayor parte de las mujeres y sus parejas no entienden la pregunta de primeras y a menudo creen que pregunto por qué en el hospital y no en casa. Les explico de nuevo y les pregunto qué por qué van a parir donde sea, en este hospital o en aquel otro. Y es muy interesante comprobar que no ha sido necesariamente una decisión activa. Es decir, la mayor parte me dice cosas del tipo, no sabía que podía elegir, me queda cerca del trabajo, es donde fue mi hermana o pensé que tenía que ir allí.

Eso no es necesariamente querer parir en ese sitio. Es decir necesitamos entender que hay opciones, entender cuales son y saber cómo conseguirlas y en la medida de lo posible tratar de conseguirlas o acercarnos a ellas.

Pero para poder querer necesitamos haber llevado a cabo esa reapropiación de la información. Pensar detenidamente sobre qué queremos y por qué, buscar información sobre cómo conseguirlo y planear cómo hacerlo. Y esto lo podemos aplicar al sitio dónde parir, la matrona qué queremos, las pruebas que queremos, como queremos que se trate a nuestro bebé, el lugar posparto, etc…

Para querer activamente hay que saber lo que se quiere, hay que quererse y hay que darle la importancia que tiene. Tú eliges.

Cuida tus decisiones y cuida tus opciones, porque eso también es autocuidado feminista.

Quierete a pesar de
(O cómo desterrar la culpa de nuestras vidas)

Hay una frase de la periodista Elena Poniatowska que dice "La culpa es la mejor arma de tortura contra las mujeres". Creo que esto se intensifica más aún cuando hablamos de madres.

El sentimiento de culpa en la mayor parte de las veces viene de una construcción social, en ocasiones con orígenes religiosos y en nuestro caso, casi siempre con fundamentos machistas. El sentimiento de culpa perpetúa la inseguridad y la inseguridad vende. La culpa por la culpa para mí es diferente de lo que es el error como herramienta de aprendizaje. Es decir, una cosa es ser responsable de algo que no hemos hecho bien o es mejorable y reflexionarlo y otro es la culpa que experimentamos más como un automartirio que no va a ninguna parte.

Sentir que no sabemos, que no estamos haciendo lo correcto, que somos egoístas, que estamos siendo difíciles, son mantras que hemos interiorizado hasta la médula y que no en balde nos mantienen sumisas. La culpa se utiliza con increíble rapidez en las situaciones de parto. El derecho a decidir con todas sus consecuencias sigue sin pertenecernos. Cuando tomamos decisiones, estas parecen ser una cuestión pública que no nos pertenece, en la infantilización desde la que se nos trata, nuestras decisiones son siempre cuestionables o necesitan ser contrariadas por quienes no comprenden que una vez ofrecida la información su trabajo no es tutelarnos sino respetarnos.

Hasta el punto de que muchas de las asociaciones españolas que defienden los derechos de las madres y bebés han llegado a acuñar un término para esta manera que algunos profesionales tienen de manipular la decisión de las parturientas incidiendo de manera dramática en riesgos en ocasiones exagerados o inexistentes. Con esto no digo que haya que ignorar a los/las profesionales, lo que digo es que la información debe ser presentada de la manera más objetiva y veraz posible y basada en los conocimientos mas actuales, y que una vez ofrecida las mujeres somos siempre, siempre, siempre, quienes decidimos.

Creo que también puede ayudar el practicar querernos a pesar de no haber conseguido lo que queríamos, a pesar de las dudas, y frente a la hostilidad a la que tan a menudo nos enfrentamos, es absolutamente necesario seguir queriéndonos. Quiérete después del error y a pesar de cometerlo. Quiérete tras el parto sea como fuere, porque has cruzado un puente desconocido con el viento en contra. Quiérete porque te necesitas. Destierra la culpa como el sofá viejo y mugriento en el que te quiere sentada el patriarcado, desde la culpa ni se decide ni se vive, en la culpa una se queda suspendida, imaginando lo inalcanzable, envidiando a otras y sintiéndose incapaz. Querernos en nuestros partos y después de ellos a pesar del patriarcado no sólo es un acto de superación y rebeldía es una revolución urgente y prioritaria.

Sororidad

Os comparto un lema recién creado mientras escribo, la sororidad empieza con una misma. En el feminismo el concepto de sororidad se utiliza muy a menudo y personalmente yo no creo que siempre se acierte con él. Aunque tal y como pasa con el propio feminismo, esto es algo que está sujeto a interpretaciones, revisiones y cambios. Es decir el feminismo no es un dogma, ni una religión, ni un club. Para mí es algo así como el ejercicio de reflexión y reapropiación, constante, consciente, activo e intencionado de mis derechos más allá de los confines patriarcales.

En cualquier caso yo entiendo la sororidad feminista como el reconocerse en la otra, el buscar el nexo común pese a la diferencia y el saber que nunca actuamos solas y que deberíamos tener siempre muy en cuenta que formamos parte de un todas colectivo, y ese todas es todas. Pero es también el recordar que hay que ser compañera, solidaria y consciente y por eso digo que hay que serlo con nosotras mismas primero, es un acto desde el que empezar y recordarnos siempre. Por mí y por todas mis compañeras pero por mí primera.

No estás sola.

Dónde quiera que estés en la situación que sea, habrá siempre mujeres cerca, y aunque no lo sepas quizá ellas callen los mismos secretos y las mismas dudas que tú. En tu embarazo, parto y posparto probablemente necesitarás más que nunca acompañarte de mujeres. En el parto especialmente es muy posible que de manera inconsciente te vengan a la mente todas las mujeres que parieron hasta traerte al presente o que pienses en las que en ese mismo momento están pariendo contigo. Si puedes recabar información, hablar con ellas, o reconciliarte con las que por lo que sea no están ahora en tu vida, quizá te ayude a sentirlas como inspiración, fuerza y compañía en el parto. El parto es una experiencia que nos pertenece de manera intrínseca y es muy posible que físicamente requiera de la presencia de otras mujeres para tener una experiencia positiva. Las estadísticas que conocemos sobre la presencia continuada de la misma matrona o incluso de una doula en un parto, son sorprendentes, considerando que la presencia de una matrona de confianza que ha hecho el seguimiento de todo el embarazo puede tener tal impacto que reduzca considerablemente la necesidad de una cesárea en la parturienta a la mitad.

Confía en nosotras

Nosotras parimos, lo hemos hecho durante miles de años con mucho mucho éxito, por eso estamos aquí. Somos increíblemente poderosas. No creas nada de lo que las películas te han dicho hasta ahora, somos lo más parecido a una diosa que ninguna religión pueda imaginar. Nuestro cuerpo hace crecer un bebé, su saco amniótico y una placenta que lo proteja y alimente. Nuestro útero se expande, nuestros órganos se repliegan, se mueven y siguen funcionando para acomodar a un bebé creciendonos dentro a la temperatura perfecta, dos (o más) corazones nos laten dentro, y hacia el final del embarazo comenzamos a producir calostro, una leche que tan pronto sea ingerida por nuestros bebés, recubrirá las paredes de su intestino y esto le ayudará a deshacerse del meconio, la primera caca. Nuestro cuerpo sentirá contracciones poderosas porque nuestro útero es el único órgano humano capaz de contraer en tres direcciones, diagonal, horizontal y vertical. Nuestro cuerpo posee además el único órgano cuya función es exclusivamente la de dar placer, el clítoris.

Una vez nazca tu bebé, el espacio entre tus pechos es un espacio perfecto, entre otras cosas porque ese espacio reacciona a la presencia del bebé modificando nuestra temperatura a sus necesidades. Si dejamos a nuestros bebés tranquilamente así sobre nuestro pecho, esto hará que continúe perfectamente la producción de oxitocina que seguirá con las contracciones uterinas necesarias para reducir el riesgo de hemorragia y ayudar a expulsar la placenta, si además de eso el/la bebé intenta mamar, sus movimientos buscando el pecho y su saliva estarán comunicando a tu cuerpo, a tu pituitaria, la producción de leche perfecta, y con sus pequeños puños sobre tu pecho que recuerdan a los gatitos cuando maman, estará produciendo picos de oxitocina en tí que os vincularán , reducirán el cansancio y te harán sentir en una nube, te enamorarás literalmente y químicamente como nunca antes. Si tu bebé por el contrario se ha quedado mirándote fijamente, lo más posible es que tenga las pupilas muy dilatadas, este también es un efecto de la oxitocina, ya que tu bebé experimentará en la primera hora tras su nacimiento la subida de oxitocina que jamás sentirá en su vida. Somos capaces de todo eso y mucho más...Somos increíblemente poderosas y nuestros/as bebés son perfectos/as y capaces.

Somos la esencia de la humanidad en su perfección desde sus inicios y si algo de esto falla en algún punto, o si alguien te falla, recuerda que muchas mujeres han luchado y luchan para que te atiendan como mereces, escribimos libros y nos reunimos en asociaciones para cuidarnos. Y estaremos allí siempre recordándote que sigues siendo poderosa y que somos una a través de los tiempos con nuestras heridas y dolores, pese a las traiciones y la opresión, somos capaces siempre y aunque dejes de creerlo siempre te lo recordaremos.

Confía en tí, confía en nosotras, y por supuesto cuando lo consideres necesario confía también en la ciencia y en tus decisiones.

Búscate en las otras

Buscar información (antes y después del parto) de mujeres que han parido sean de la familia, en grupos o en asociaciones, te acompañará y te llenará a niveles insospechados. Está demostrado que cuando las mujeres estamos en compañía de otras mujeres aumenta nuestra producción de oxitocina. Y la oxitocina, también conocida como la hormona del amor, es la que se encarga de producir las contracciones del parto, la leche y vincularnos con nuestros/as bebés. Pero sé critica, al igual que te has empezado a cuestionar cuánto de lo que piensas y haces es propio o aprendido, párate a escuchar que cuentan las mujeres en sus historias y que te transmiten. No tienes porque escuchar todas las historias sin filtros. Como exploramos en nuestro segundo concepto, quererte significa delimitar, protegerte y cuidarte. Y a veces significa entender que quizá no eres la persona para escuchar un trauma de parto cuando estás esperando un bebé y creando tu propia historia.

Tengo que decir que a mi eso de tejer la red, me solía incomodar, siempre he sido de naturaleza anárquica. Y sin embargo he comprendido que esa red de mujeres es absolutamente necesaria. Quizá con lo que yo soy un poco más puntillosa en esa frase es con ¿qué tipo de red?

Eso para mí es lo más importante. La red de mujeres que necesitamos tejer será la nuestra, no vale cualquiera, no vale la de otras. Será tejida con horas de compañerismo, escucha, historias, dudas, deseos, alguna lágrima y muchas risas. Tejer red con las mujeres que nos rescatan y sostienen, debe ser una tarea hecha desde esa recién estrenada, o quizá bien practicada ya, reapropiación.

Me cuido, me quiero y elijo y confío en mí y en las mías, las que estuvieron y están presentes en las otras y en mí.

Con todo esto no quiero decir que entrevistes a candidatas para tu red, si no que estés atenta y reconozcas lo que te inspiran otras mujeres incluso las que a veces te fuerzan a pensar o a repensarte. Podemos tener amigas de todo tipo, pero la red de la que hablo sólo se forma desde la honestidad y la sororidad. Desde la admiración y el respeto por la otra y por una misma. Y cuando se encuentra es un verdadero tesoro, una llama que nos guía por los momentos oscuros y nos recuerda quién somos en nuestra experiencia vital. La red a tejer es por supuesto, feminista.

PREGUNTAS FRECUENTES

¿Qué pasa en un parto?

Un parto es un proceso fisiológico y espontáneo del que nacen uno o varios bebés y que forma parte de la psicosexualidad de la mujer, y que podríamos denominar como trascendental cuando se experimenta sin interferencias, pero con alto potencial traumático cuando la mujer lo experimenta de manera interferida o sometida a la voluntad de otros, privada de movilidad, coaccionada, asustada o intimidada. Por lo general se espera que un parto fisiológico ocurra de manera espontánea entre las 36 y 42 semanas de gestación (y a veces antes y a veces después).

¿Cómo sabré si estoy de parto?

La pregunta más habitual en mis clases... Pues la manera más fiable (de manera externa) serán las contracciones del útero. Notarás algo así como si una gran banda elastica te comprimiera la barriga, quizá ya hayas experimentado esa tensión antes con las llamadas contracciones Braxton-Hicks o contracciones de prácticas, también es posible notar sensaciones parecidas a las que experimentas durante la menstruación, puede que también sientas molestias en la zona lumbar, estas serán más intensas y quizá hasta las piernas y el nervio ciático si tu bebé está de espaldas a tu espalda (occipito posterior).

El progreso del parto en teoría debería ir en relación con la intensidad, frecuencia y duración de las contracciones, pero cada mujer, cada parto y cada bebé son únicos y no se le puede aplicar una medición absolutamente estándar.

La corroboración de la evolución del parto la hace normalmente la matrona con un examen del cérvix, siempre con tu consentimiento, los conocimientos actuales normalmente aconsejan que estos sólo se ofrezcan cada 4 horas para reducir la intromisión y la posibilidad de infección, pero hay mujeres que no quieren ningún tipo de examen interno, nadie te puede forzar, coaccionar o insistir en que se te haga ninguna intervención que tu no quieras. A partir de 4 cm generalmente se suele considerar que estás "oficialmente" de parto.

Para llegar al momento de acompañar la salida de tu bebé, tu cérvix tendrá que alcanzar los 10 cm de dilatación. El cérvix es el cuello del útero y si te imaginas que tu útero, que ahora se ha expandido unas 500 veces su tamaño, se parece un poco a un globo, la parte por la que soplaríamos ese globo sería el equivalente aproximado a tu cérvix. Para entender su localización de fuera a adentro, la primera parte en tus genitales sería la vulva, a través de ella encontramos la vagina y arriba o al fondo, dependiendo de tu postura está el cérvix. Te recomiendo que visites la web My beautiful cervix project! O que te explores con un espejo y si lo prefieres lo puedes hacer con ayuda de alguna matrona o ginecóloga de tu confianza, te recomiendo con todo mi cariño que te investigues y aprendas sobre tu cuerpo si aún no lo has hecho.

Cuando finalmente experimentes las contracciones, no olvides que son además un perfecto sistema de comunicación que nos va guiando sobre como movernos, qué postura adoptar y qué hacer. Si se nos deja en paz, sin interferir en lo que hacemos, lo más común es deambular moviéndonos con cada contracción buscando las posturas que nos sugiera nuestro cuerpo.

Por lo general notaremos que las contracciones se hacen más intensas y difíciles cuando nos tensamos, cuando nos tumbamos o sentamos, o cuando nos mantenemos fijas e inmóviles.

Estar tumbada en el parto tal y como se ve en las películas o cómo se nos sugiere o incluso fuerza en ocasiones, con razones de todo tipo, es de hecho la peor postura para parir. La peor. Así de sencillo. Estar tumbada de espaldas es empujar contra gravedad, el bebé además se encuentra una pelvis que no se abre a su paso porque está limitada (una pelvis en una postura erguida tiene una apertura de hasta un 28% más frente a una tumbada) y el peso de la madre y la criatura recaen sobre la cava y la aorta, una vena y una arteria que son las mayores responsables de mantener a ambas oxigenadas y que al estar tumbadas se encuentran comprimidas, de hecho no es raro que las parturientas en esta postura experimenten por ello mareos. ¿A quién se le ocurriría que empujar un bebé hacia el techo tumbadas de espaldas y con las piernas en el aire? A quien no tuvo que hacerlo nunca supongo...

Si la embarazada no es interrumpida, oscilará de un lado a otro, con los movimientos que recuerdan a alguien en un trance, algo bastante común que las mujeres solemos hacer durante el parto, con nuestros vaivenes, jadeos y lamentos ininteligibles, mientras nuestros ojos sugieren quienes nos acompañan que estamos "en otra parte" y mientras nos adentramos en un extraño estar sin estar, llegando así a profundidades de nosotras mismas jamás visitadas antes.

Y así y poco a poco (o en ocasiones muy deprisa y de manera intensa) las mujeres y nuestros bebés progresivamente conseguimos una cérvix dilatada que empezará a ceder ante la inminente presión de la coronilla (si el bebé está en la posición más común, occipito anterior, es decir cabeza abajo y dando la espalda a la barriga de su madre) o de los pies o el culo si se encontrara en podálica.

Normalmente llegadas a este punto la sensación de necesitar defecar se hace muy intensa en este momento, la razón es porque la cabeza del bebé se encuentra ahora muy baja y ejerciendo presión en zonas que comunican a nuestro cerebro la misma sensación que cuando hacemos caca. Pero en ocasiones, no es solamente una ilusión si no que realmente ocurre.

Pese a que culturalmente a la mayoría de nosotras la idea de defecar en presencia de nuestras parejas o matronas se nos hace muy incómoda, fisiológicamente se empieza a entender como algo muy importante en el proceso del parto.

Una razón es la puramente mecánica, la presión del bebé que hace que además se distienda el ano, evacua además cualquier resto de heces creando aún más espacio. Pero la más fascinante para mí es la que recientemente ha suscitado muchos estudios que parece indicar que el paso del bebé en un parto vaginal por una zona impregnada de bacterias maternas, "contamina" a la criatura con bacterias "familiares" que serán así las primeras en colonizar su flora intestinal y que además encontrarán más tarde los anticuerpos perfectos en la leche de esa misma madre.

Te recomiendo que si tienes la sensación de defecar, la asumas para no "cerrarte" (el cérvix es un esfínter y es muy difícil cerrar uno sin interferir con otros) e interrumpir la salida del bebé o causarte dolor a tí misma con esa tensión. Casi simultáneo a esa sensación la mayor parte de las madres empiezan a sentir lo que se llama "reflejo de eyección fetal". Cuando lo explico en mis clases suelo decirles que pese a no ser una analogía muy poética, ese reflejo es algo así como cuando vomitamos, es decir son movimientos espasmódicos que nos vemos obligadas a seguir. Con ello intento hacer comprender que cuando ocurre verdaderamente el reflejo de eyección, hay muy poco control por nuestra parte más allá de seguir sin resistencia la gana de empujar con cada sensación que normalmente suele ser muy intensa. Generalmente es normal sentir el descenso de la criatura con cierto temblor, es una experiencia muy personal pero yo recuerdo en mis tres partos el temblor de mis piernas en ese momento y sentir la fuerza de lo que me estaba literalmente atravesando. No te asustes del temblor si te ocurre, seguramente como me pasó a mí sentirás que es de fuerza, de intensidad, no de flaqueza ni de miedo. Si estás de pie es fácil ganar estabilidad, poniendo una rodilla o las dos en el suelo. Quizá así te resulte más comodo acabar de traer a tu bebé al mundo. Pero qué emoción, ya estás muy muy cerca.

Cuando la cabeza de nuestro/a bebé empiece a emerger de nuestra vagina, nuestra vulva se estirara para facilitar la salida, si quieres imaginar cómo, puedes estirar las comisuras de tus labios en la boca para darte una idea de la sensación. Obviamente la boca no es la vagina, pero esa sensación de tensión o ligera quemazón será parecida, aunque probablemente más intensa. Cuando llega ese momento en el que la criatura está coronando, es bastante común temer que nuestro cuerpo no podrá, que la sensación es demasiado intensa, quizá para reducir tu miedo, puedes acompañarte de tu bebé, tocar su cabecita entre tus piernas y respirar lo más relajadamente posible y darte cuenta de que ya casi os abrazais quizá te de la confianza necesaria para seguir para tenerlo en tus brazos.

Recuerda que en la gran mayoría de los casos nuestros cuerpos están perfectamente preparados para parir, necesitan estarlo, no tendría sentido en términos evolutivos. Y además el cráneo de nuestros bebés no está completamente fusionado para que sea más maleable durante el parto. Por eso es posible que tu bebé, sí ha nacido vaginalmente, tenga la cabeza un poquito apepinada o incluso extrañamente deformada inmediatamente tras su nacimiento y que poco a poco vaya recuperando una forma más redondeada.

A veces los/las bebés nacen con ese último empujón.

Y otras veces sale la cabeza y hay una pequeña pausa en la que la madre recupera el aliento y vemos la cabeza del bebé apretujada hacia abajo suspendida entre las piernas de su madre. Y aunque para quien lo observa parezca que no pasa nada, el/la bebé mientras está así boca abajo aún con su cuerpo en el de su madre, la criatura sigue respirando a través de la placenta, y lo que está haciendo con ayuda de las contracciones, es intentar mover sus hombros dentro de la vagina de la madre para acabar de salir, probablemente en el siguiente minuto escucharemos sonidos de la madre sintiendo de nuevo la sensación de pujo y veremos al bebé como si de un pez se tratará salir finalmente del cuerpo de su madre.

¿Cuándo se rompen las aguas?

Lo importante acerca de la rotura de las aguas es entender que realmente no son "la señal" de inicio de parto, en realidad las señales principales que evidencian el parto son, de manera externa, las contracciones e interna la dilatación del cérvix (medida normalmente por las matronas). La rotura de las aguas es por supuesto importante pero no suele ser una señal aislada ni precisa como nos hacen creer en las películas. Es decir lo ideal es que haya contracciones y suele ser lo más habitual, si las aguas se rompen y no hay contracciones el riesgo de infección según estadísticas puede ir en aumento si el parto no ocurre espontáneamente y es común por tanto que por protocolo se sugiera una inducción si la situación se prolonga más de 24 horas.

En la gran mayoría de situaciones las aguas se rompen durante el parto, en ocasiones los profesionales indican su rotura como parte de un proceso de inducción con la idea de que quizá el descenso de la cabeza en el cérvix genere más contracciones.

Pero además lo que hay que tener en cuenta es la cantidad y el color de las aguas. Si se trata de un goteo es posible que sean las aguas posteriores situadas en la parte superior del bebé en el saco amniótico y por lo tanto lo más probable es que sea sólo una pequeña fisura, algo que nos podrán confirmar las profesionales que acompañen nuestro embarazo. Las aguas a las que nos referimos generalmente son las que están delante del bebé o en la parte inferior del saco amniótico, según como se mire. Cuando se rompen la sensación para la madre es similar a la de hacerse pis sin tener control sobre ello, es decir lo que sentimos (la mayor parte de las veces) es un líquido caliente que baja por nuestras piernas sin que poder hacer nada para pararlo o controlarlo.

Las aguas deberían ser claras, no sucias (ej.marrones, verdes o amarillentas). De estar sucias podrían evidenciar que el bebé ha hecho su primera defecación antes de ser parido.

A esta se le llama meconio, es ácida y pegajosa y cuando la hacen estando aún en el útero puede tener diferentes implicaciones, en ocasiones se asocia con estrés, dependiendo de la cantidad y antigüedad del meconio, esto puede representar un riesgo para el bebé al inhalarla junto con el líquido amniótico ya que puede irritar sus vías respiratorias. En países como Reino Unido donde el parto domiciliario está contemplado por la seguridad social, la presencia de meconio en las aguas es una razón para recomendar un traslado al hospital por prevención sobre este último riesgo de síndrome de aspiración de meconio y/o el posible estrés del bebé o infección en la madre.

En cualquier caso la idea de que las aguas se van como en una bañera tras quitar el tapón no es muy correcta ya que el bebé aún bloquea gran parte de estas aguas que seguiran saliendo con el/ella y tras su salida.

En otros casos las aguas se rompen de manera artificial con un instrumento de plástico desechable que tiene una pequeña punta un poco más afilada. Esta práctica se suele llevar a cabo cuando se considera que el parto no progresa o en los procesos de inducción cuando fallan otras alternativas. Pero por supuesto esto sólo puede ser llevado a cabo con tu consentimiento.

¿En hospital o en casa?

Más que en hospital o en casa, yo hablaría del dónde y el por qué y el cómo, y que cada una elija con esa información.

Para que el parto ocurra de manera fisiológica y sin necesidad de interferir lo más importante es que se produzca de manera natural oxitocina. La oxitocina a menudo llamada la hormona del amor, es producida naturalmente por hombres y mujeres cuando creamos vínculos con otras personas, cuando nos enamoramos y cuando tenemos un orgasmo. Y para las mujeres es además la encargada de las contracciones uterinas, el mecanismo de eyección fetal, la vinculación con nuestros bebés, la producción de leche y la eyección de la leche materna. Y además la producimos en compañía de otras mujeres.

Para entender la influencia del entorno en la producción de oxitocina yo hago un ejercicio muy simple en el que pido a las parejas que vienen a mis clases que creen el entorno ideal para una velada romántica. Instintivamente siempre suelen citar los mismos elementos velas, poca luz, calidez, chocolates, comodidad, ausencia de interrupciones, música suave...Y luego les pido que me cuenten cómo se sentirían en ese entorno. Me suelen decir que: felices, relajados, seguros, especiales, amados, cómodos. Y por último les pido que imaginen que su jefe/a ha entrado en esa velada y ha empezado a pedir que acaben un proyecto de trabajo. Les pido que me expliquen que pasa, me dicen que se va todo al garete, apagan la música, encienden la luz, y están ansiosos, enfadados, tensos. Bien, pues con esta analogía es muy fácil entender lo siguiente:

1) Los seres humanos al igual que otros mamíferos sabemos instintivamente lo que ayuda en la producción de oxitocina y por tanto en un parto. La luz tenue, la calma, el calor y la intimidad

2) La experiencia de oxitocina genera endorfinas y estas además de hacernos sentir bien, reducen la sensación de dolor y cansancio, tal y como ocurre cuando vamos al gimnasio. Y serán las que nos harán tener "poderes especiales" para afrontar todo el tiempo del parto sin comer o sin dormir, cosa que resultará casi imposible para nuestras parejas, doulas y matronas, que a menudo y sin querer proyectan su agotamiento (por falta de ese cocktail hormonal) sobre nosotras.

3)   La interrupción de un estado placentero y su sustitución por un estado de alerta, producido por cosas como el frio, procesos intelectuales complejos, la incomodidad, o el sentirse amenazada nos lleva a producir adrenalina que nos ayuda a activar mecanismos de supervivencia.

Pero además para entender cuál es el mejor entorno para un parto fisiológico no hace falta más que ver cualquier parto mamífero en programas de veterinaria o naturaleza. O simplemente mirar a una gata o una perra, bueno, como sabrás mirarlas se hace bastante complicado porque buscan lugares inaccesibles, oscuros y protegidos. Ahí tienes la respuesta sobre el entorno ideal.

Así que lo que suele ocurrir es que en una casa por lo general tiende a ser más fácil encontrar esos elementos para reducir el riesgo de interferencias, interrupciones y en otras palabras la adrenalina que puede arruinar el proceso del parto.

Con la evidencia en la mano podemos decir que el parto en casa es tan seguro como el hospitalario, y mirando por ejemplo a las estadísticas de infección puede que más, ya que hay un 25% de riesgo de infección en los partos en el hospital frente a un 4% en casa.

Pero también dependiendo del lugar puede haber otro tipo de opciones, y además hay embarazos que requerirán la atención en el hospital, así que no ahondaré especialmente en ninguna más allá de decir que donde quiera que elijas, reapropiate. Aduéñate del espacio. Elige, ocupa y busca tu cuarto propio. Tu parto con todos sus elementos te pertenece y estás buscando el sitio que tú y tu bebé merecéis. Porque además sabes perfectamente lo que necesitáis para hacerlo.

Pero como alegato feminista recordaré aquí que no fuimos nosotras las que llevamos el parto a los hospitales, y que muchas de nuestras matronas siguieron y siguen protegiendo nuestros partos en casa y aún a día de hoy lo hacen pagando incluso con su libertad, como fue el caso de la matrona húngara Ágnes Geréb.

¿Cuándo puedo ponerme la epidural?

La epidural es la analgesia más famosa, quizá porque supuso un verdadero giro después de varios años sedando mujeres durante los partos, algunas de hecho, durante el uso de la escopolamina en Estados Unidos, atadas porque perdían el control sobre sí mismas. La epidural supuso el mantener la consciencia sin sentir dolor.

La cuestión es una vez más la reapropiación. ¿Es nuestro parto doloroso? Y de serlo ¿por qué lo es?.

Normalmente los dolores que experimentamos hombres y mujeres son patológicos, es decir son una fantástica señal de alarma para decirnos que algo no está bien, si te duele la cabeza, que tomas mucho café o qué estás nerviosa, si te duele un diente quizá sea una infección... Pero las contracciones son fisiológicas. Son parte del proceso del parto. Y la historia del dolor del parto es confusa, cuánto de ese dolor es cultural y cuánto es por la falta de libertad de movimiento, la tensión, el trato recibido, el crear miedo...No me voy a aventurar a especular si el parto humano siempre ha dolido o no por falta de datos al respecto, creo que lo que nos duele más en esa ecuación es el miedo, que la experiencia y la intensidad del parto son otra cosa. Pero basandome en mi experiencia y en las miles escuchadas y leídas, creo que es importante entender que el dolor o las sensaciones, porque no todas las mujeres experimentan dolor como tal y las hay que tienen sensaciones de éxtasis u orgasmos, son parte de un sistema de comunicación, de hecho las contracciones no son lo que otros dolores representan, es decir no actúan como una alarma de que algo no funciona sino por el contrario evidencian que todo está funcionando, está ocurriendo, está progresando. Pero si el cuerpo va contra ese proceso, se le teme y se tensa el dolor se acentúa, se vuelve insoportable y a menos control sobre nuestros cuerpos, más pánico, más tensión, más dolor y menos sentido seguir sintiéndolo en la experiencia.

Por tanto antes de hablar sobre cuándo pedir la epidural o cualquier otra opción analgésica hay que hablar de por qué, para qué y qué pierdo en el proceso. Y después de eso es tu opción y nadie puede oponerse a ella. Tú eliges. Tú eres capaz y estás informada. Eres una adulta competente que toma sus propias decisiones sobre su cuerpo.

La epidural tiene quizás más sentido cuando se da un proceso medicalizado, por ejemplo una inducción con gotero de oxitocina, porque en un parto fisiológico, la interferencia de la epidural tendrá implicaciones en tu movilidad, tu postura, la falta de sensación y control sobre el proceso e incrementará la posibilidad de necesitar fórceps o ventosa y por tanto de episiotomía y/o desgarros.

Hay otros métodos analgésicos que suelen interferir menos, como por ejemplo el gas nitroso, usado por un 80% de las parturientas en Reino Unido, pero aún poco extendido en otros países.

La cuestión sobre este asunto es ¿por qué necesitamos la epidural u otras drogas? ¿De dónde salió la necesidad? Es interesante recordar que los primeros métodos de analgesia fueron idea del príncipe Alberto y el equipo de anestesistas de palacio de la Reina Victoria de Inglaterra. Él sugirió que buscaran algo para paliar el dolor de los partos de ella y ellos sugirieron éter y cloroformo. Entonces se puso de moda y hasta 60 años más tarde las mujeres seguían siendo sedadas con todo tipo de drogas, algunas como la escopolamina borraban literalmente el recuerdo del parto y requerían que las mujeres estuviesen atadas. En medio de esos partos en los que ya el control era de los médicos porque las mujeres al estar drogadas simplemente no tenían control alguno y en partos en los que por efecto de las drogas los recuerdos estaban muy distorsionados, la utilización de la epidural suponía un avance médico al mantener la consciencia plenamente. Pero se utilizó desde una idea de sometimiento físico de la mujer y es un fracaso en términos fisiológicos. Lo que quiero decir es que no mejoró absolutamente nada del parto fisiológico, mejoró una situación que otros habían complicado.

Hay quien argumenta que la epidural es parte de una desexualización del parto ya que las mujeres dejan de emitir sonidos de parto, sonidos que son a todos los efectos como los del acto sexual.

¿Mejor una cesárea?

Mejor ¿cuándo?, diría yo… Y respondería: siempre que haya que salvar a la madre y/o a la criatura, y con el consentimiento materno. Pero la pregunta no debería plantearse desde un punto de vista opcional, como la vengo oyendo muy a menudo. Hay que entender por qué y cuándo hacer una cesárea y aquí es donde las razones se estiran como una goma elástica dependiendo del lugar en el que te encuentres, la situación y el/la profesional. Hay países en los que la costumbre de hacer cesáreas está tan generalizada que hay situaciones en las que los profesionales hacen cesáreas porque entre otras razones han perdido la costumbre de atender partos vaginales y por tanto el conocimiento sobre los partos vaginales. Brasil, como ya he dicho, ha llegado a alcanzar en sus hospitales un 90% de cesáreas, y ante un número así sólo cabe preguntarse si la humanidad se está acabando, porque semejante índice sólo puede ser entendido como una especie de suicidio evolutivo si es que estas cesáreas estuvieran justificadas. Pero es de sobra conocido que no lo están y pese a que Brasil se cita a menudo acerca de este particular, prácticamente todos los países tienen un exceso de cesáreas, ya que siempre y cuando éstas superen un 10% o 15% ya se consideran excesivas.

Y hay que recordar que lo contrario también es cierto, hay zonas del mundo en las que madres y bebés mueren por falta de cesáreas. Por no tener medios o acceso a un quirófano.

Y es que las mujeres y nuestros bebés siempre acabamos pagando de un modo u otro las injusticias del mundo.

Algunos ejemplos de cesáreas absolutamente necesarias serían un bebé que está en posición horizontal en el vientre de la madre (transversal) llegado el momento del parto, un desprendimiento de la placenta, un prolapso de cordón (el cordón sale con las ag uas y se presenta antes que el bebé), una desproporción céfalo pélvica real, es decir que la pelvis sea excesivamente pequeña para que pase el/la bebé (se dan especialmente por raquitismo en la madre en países con problemas de malnutrición), una hemorragia y un bebé o madre que muestren signos de estrés reales, eclampsia (alarmante subida de la presión arterial). Y por supuesto, por evidentes que sea su necesidad, estas cesáreas necesitan siempre el consentimiento materno.

Otras situaciones más comunes que suelen acabar en cesárea y no se pueden considerar razones absolutas son, tardar demasiado en la dilatación, bebé de nalgas, el bebé es muy grande o muy pequeño, las caderas maternas parecen estrechas o la mujer es de complexión pequeña, la cabeza del bebé es grande, pasarse de cuentas, se le puede producir alta miopía al bebé, gemelos o trillizos, cesárea previa.

También en algunos países empezamos a ver que despues de fomentar las cesáreas como partos más fáciles, menos peligrosos y más limpios y controlados, ahora cuando algunas mujeres eligen tener a sus bebés por cesáreas se les alecciona, se les entrevista buscando algún problema mental y se les disuade una y otra vez. Nuestra decisión es cuestionada siempre incluso cuando elegimos de motu proprio lo que se nos ha vendido como mejor.

¿Y cuál es el problema de las cesáreas, por qué hay tanta oposición a que se incremente su número?

Pues principalmente porque es una cirugía mayor que triplica los riesgos si la comparamos con un parto fisiológico. Y que pese a ser una operación maravillosa que puede salvar a muchas madres y bebés que antes morían sin ellas (y de hecho aún lo hacen en muchas partes del planeta) se ha utilizado mal, se ha usado en exceso para beneficio de médicos, hospitales, aseguradoras y con mucho machismo, despreciando de manera muy ignorante la importancia del proceso del parto, las necesidades de la madre y la criatura y sus cuerpos. La promoción desinformada de la cesárea, como de tantas otras cosas, se ha hecho vendiendo falsedades, promocionando ignorancia y miedo hacia nuestros cuerpos, protegiendo nuestras vaginas de manera objetificadora y reduciendonos a contenedores pasivos. Dividiendo la opinión pública y enfrentando a las madres con intereses económicos.

Si el número de cesáreas sube de la manera que lo hace, lo lógico sería que se investigase si las mujeres están realmente sufriendo cambios anatómicos que les imposibilite parir, pero sabemos que eso no es lo que hace que el número de estas crezca..

Lo curioso es que ahora cuando se pregunta a los profesionales por este exceso de cesáreas una vez más la culpa es nuestra. "Que sí es porque tenemos hijos más tarde, que sí es por los tratamientos de fertilidad, que sí cada vez las mujeres la piden más..."

Y por otra parte cuando se busca reducir la tasa de cesáreas conscientemente, como lo vengo viendo en muchos hospitales de Reino Unido, también esto acaba por ser un problema, ya que no se cambia la cultura del nacimiento de manera radical. Se reducen números y las mujeres y nuestros bebés no son números, cada caso es específico y yo trabajo con mujeres que a menudo sienten que tardaron demasiado en hacerles una cesárea necesaria y mujeres que sienten que no tenían por qué haberse hecho una. Eso sigue ocurriendo.

Pero una vez más recuerda, lo que tú decidas es tú decisión y de nadie más, por eso quizá lo más importante sea informarte antes, elegir con consciencia un entorno y unos profesionales en los que puedas confiar y reducir tanto como puedas las posibilidades de estrés. Ten en cuenta que cosas como la rotura artificial de aguas, la epidural, el estar tumbada, la monitorización que no permite movimiento son cosas que pueden desencadenar un efecto dominó que altere otros aspectos del parto. Procura seguir en movimiento tanto como te sea posible y escuchar a tu cuerpo siempre que puedas.

Y si decides que una cesárea puede ser el mejor nacimiento para tu bebé, deberías poder tener a un acompañante contigo, ser informada de lo que van a hacer, preguntar todo lo que necesites, deberías poder tener la música que tu elijas, especificar quién quieres que te presente a tu bebé o te anuncie el sexo si no lo sabes, si quieres que te vayan narrando lo que ocurre o si prefieres estar hablando con tu pareja, podrías también especificar que manta o toalla quieres que utilicen (si la cesárea es planeada la noche anterior podéis dormir con ella para que tenga vuestro olor), hacer fotos y pedir que bajen las luces y la tela divisoria cuando salga el/la bebé.

No interrumpir el contacto piel con piel, que te pongan las vías para los goteros en zonas de los brazos que no interfieran a la hora de coger a tu bebé en brazos, y si no hay una urgencia inmediata pedir que no hagan el clampaje del cordón hasta pasados unos minutos o cuando el cordón haya dejado de latir.

Una cesárea es un nacimiento y debería tratarse como se deberían tratar todos los nacimientos, con respeto, libertad y dignidad. A menudo las mujeres me suelen decir que como el parto acabó en cesárea su plan de parto se fue al garete, yo siempre les digo que ahí es cuando el plan de parto es muy importante, porque la tendencia es pasar el control a otros, yo creo que lo importante es confiar en los/as profesionales pero seguir tomando decisiones y creando el nacimiento que nos gustaría que nuestras criaturas tuvieran.

¿Y si me paso de 42 semanas qué pasa?

El tema de la fecha probable de parto es otro tema controvertido, lo que veo a través de mis clases es que pese a que en teoría todas lo entendemos como tan sólo una estimación, cuando llega el momento de tomar decisiones todo el mundo se refiere a la fecha probable de parto con un absolutismo extraordinario.

Para entender de lo que hablo necesitamos volver al principio, cuando la mujer se queda embarazada. La mujer convencional se hace un test en casa ante la ausencia de una menstruación, va al médico y este o la comadrona, sacan el calendario circular y con la última fecha de su menstruación calculan 40 semanas… aquí empiezan los problemas, y el "esoterismo científico". No todas las mujeres llevan un control exacto de sus reglas, el momento de la fecundación no es en ese día, los ciclos varían de mujer a mujer y los embarazos también, con todos estos datos que nos alejan ya de una fecha precisa, una persona que proviene de un mundo de rigor científico, asigna un día concreto, no una semana, ni un mes, si no un día preciso tras cuarenta semanas. Y por supuesto dirán que es una estimación o una aproximación y si, debería serlo, pero la cuestión es que después vienen las ecografías y tras éstas nunca se dice nos hemos equivocado o la fecha es incorrecta, se le dice a la madre, el bebé es muy pequeño o muy grande para las fechas, y las fechas se cambian en función de medidas o tamaños.

Después de esto si en ese día en concreto, la mujer no experimenta ninguna sensación de estar de parto, se empieza a preocupar, la familia y amigos llaman expectantes y la inducción del miedo comienza. En Londres es común en algunos hospitales que se le cite a la madre para una manipulación manual de cérvix, a la semana siguiente de su fecha de salida de cuentas, como protocolo convencional y para ahorrarse el tener que hacerlo después, lo cual administrativamente puede ser comprensible, pero no si lo miramos desde la fisiología del parto que nos dice que esto generará ansiedad en la madre a la que se le marcan límites y fechas sobre un proceso incontrolable.

La fecha probable de parto también cuenta con discrepancias, en Francia la FPP es 41 semanas, y en general los protocolos de inducción también pueden depender de si es hospital o parto en casa y del equipo que asista a la embarazada. Lo interesante es que dados los niveles de inducción y los diferentes procesos, la manipulación de las membranas se empieza a ver con buenos ojos o se considera un mal menor y más de un obstetra lo "ofrece" sugiriendo que si la madre quiere tener un parto "natural" esto lo puede ayudar, esta explicación se da de diferentes maneras, los hay que dicen: "Pues si realmente quieres parir en casa cómo no te hagamos esto pocas posibilidades tienes o tendrás que venir a una inducción el lunes" A este tipo de decisiones las llamamos "libres" o "informadas".

Si estos barridos de las membranas no funcionan, la mujer sigue en su desesperada y estresante huida de la inducción, en Inglaterra es común que las mujeres coman picantes o currys para estimular el parto, se beban infusiones, tengan relaciones sexuales, anden sin parar y tomen aceite de ricino provocándose diarreas con este último, y en ocasiones arriesgándose a problemas de útero hipertónico o estrés fetal. Todo esto para no ser inducidas en el sistema médico.

Si esta mujer agotada por todo ese ejercicio, sexo, acupuntura, reflexología y con el estómago del revés no se le presenta el parto, la presión médica se incrementa, se le habla de los riesgos para el bebé pero no se le ofrecen ecografías, no se sugiere que se investiguen mejor las fechas, se le cita para una inducción cuando tras semana y media de sentirse día a día como una madre que no es capaz de parir cuando le dicen y cuando el mundo espera impaciente y hace bromas sobre ese bebé que no se decide, cuando ella lo ha intentado todo para evitar verse en esa situación, le dicen que lo mejor es una inducción esta mujer se siente como una anomalía, como si tuviera un embarazo desproporcionado y nadie le recuerda que:

- La medición de la duración del embarazo basada en el ciclo menstrual fue establecida en 1744 por un señor que hasta donde yo sé no tenía ciclos menstruales. Y nadie supo si él se refería al primer o al último día del ciclo.

- La mujer podría solicitar ecografías doppler que le aseguren el funcionamiento de la placenta comprobando el flujo del cordón y niveles de líquido amniótico.

- Un parto a término se presenta entre las 36-42 semanas de gestación, y a veces antes o después

- Un estudio en 1999 determinó que el uso de ecografías para establecer la edad fetal no es más preciso que usar un calendario.

- El bebé necesita "dar la señal" cuando esté preparado, cuando sus pulmones hayan madurado excretarán un bioproducto llamado surfactante y este podría ser el responsable de dar esa señal de inicio.

- No se habla a las mujeres de los riesgos de una inducción de una manera equilibrada.

- La madre como mamífera que es no pare bien o es incapaz de parir si se siente amenazada (sea por una amenaza física o la tensión que le genera una cita para someterse a algo que no quiere)

• El riesgo absoluto de muerte perinatal tras las 42 semanas asciende a 1 de cada 1000 (*) y aún así no sabemos por qué ocurre, es decir no podemos asumir que lo que causa esta muerte es el no inducir, se ha contemplado que quizá haya bebés que tengan un problema y que por eso no llegan a iniciar el parto.

• Las inducciones incrementan en un 25% la necesidad de instrumentalización o cesáreas (*).

• Las inducciones pueden incrementar el riesgo de sufrimiento fetal, hipoxia fetal (falta de oxígeno), ictericia depresión posparto, hemorragia, rotura uterina, entre otros.

Así que por lo general gran parte de las madres que yo trato (al menos en Londres que es donde vivo y trabajo) acepta la inducción que suele comenzar con la inserción de un supositorio vaginal de prostaglandina, que es una hormona que se encuentra en el semen (de ahí que el sexo heterosexual con orgasmo por ambas partes y sin preservativo es una alternativa sugerida a menudo). Se le insertarán un máximo de cuatro supositorios con intervalos de entre cuatro y seis horas, por lo general se las mantiene ingresadas, en algunos hospitales les "permiten" salir y volver para ponerse el siguiente supositorio. Si esto falla, se le dice a la mujer que su cuerpo no está funcionando, no se le dice así directamente, se hacen bromas sobre ese bebé testarudo que no quiere salir, se sacude la cabeza tras el examen vaginal y se le dice que no dilata nada, se le dice, que no hay manera.

En definitiva, no estás pariendo y esto representa un problema.

La siguiente parte de la inducción consiste en conectar a la gestante a un gotero de oxitocina sintética para estimular las contracciones. Ahí es cuando yo veo a la mujer sujeta por cables que no le dejan moverse como una marioneta dirigida por otros, ahí normalmente la mujer ya ha perdido su parto y se lo ha entregado a otros.

Las contracciones "sintéticas" aparecen en nuestro cuerpo de repente, nuestro cerebro no entiende lo que pasa y no puede segregar el resto de hormonas que nos ayudan con el dolor cuando el parto aparece de manera espontánea, estas contracciones sintéticas serán proporcionales a la dosis administrada. La oxitocina sintética administrada mediante gotero, además, se percibe en nuestro cuerpo de manera lineal mientras que la que nosotras producimos ocurre naturalmente en pulsaciones, por ello las madres que tienen una inducción de este tipo suelen decir que las contracciones ocurrían muy seguidas, una casi inmediata a la otra

Esta dosis se ajusta desde fuera a través del gotero, pero en la mayor parte de las ocasiones el dolor se hace insoportable, la movilidad es drásticamente reducida, por el cable del monitor y el gotero, lo más frecuente en estas situaciones es el pedir una epidural, en algunas ocasiones, dado que con la epidural se interrumpe la comunicación que sirve a la madre para parir, es decir el lenguaje de las contracciones, cuando llega el momento de empujar, la madre ha de ser guiada por una comadrona, y no es extraño que esto se complique acabando en episiotomía y fórceps o ventosa, o fallando estos, cesárea.

Leía hace poco que una inducción es como sacar la pasta de dientes del tubo a martillazos. La inducción de los partos que creemos que se pasan de cuentas sigue estando basada en una colección de datos poco o nada precisos y una necesidad de control que niega una vez más la importancia del proceso para la madre del bebé y sigue obviando el alto número de intervenciones que se derivan de ésta.

Entiendo que no siempre es fácil decidir en esas situaciones, y a menudo el lenguaje empleado nos coloca en la más absoluta vulnerabilidad. Reclamar nuestro trato de personas adultas es fundamental, no caer en trampas de amiguismos que luego se tornan paternalismos. El trato correcto de las profesionales debería ser eso, profesional. Y a las usuarias se las debe tratar desde el conocimiento científico y respetando en todo momento su derecho a la decisión informada y la autonomía que les pertenecen.

Aquí te dejo una pequeña herramienta que puede ayudar a tomar decisiones, la llamamos B.R.A.I.N (cerebro)en inglés, y es un acrónimo que ayuda a centrarse en las preguntas importantes antes de decidir sobre una cita, una intervención o similar. Es una guía para ir paso por paso preguntando...

B. ENEFICIOS

Qué tiene de positivo el hacer X y el hacerlo cuando nos indican

R. IESGOS

Qué riesgos tiene el hacer X y qué riesgos tiene no hacer X

A.LTERNATIVAS

¿Qué otras opciones hay? Especialmente qué otras opciones tengo más allá de las que tengo "delante".

I.NSTINTO

¿Qué me dice mi instinto? Nuestro instinto es la información que recogemos de manera inconsciente, a veces sentimos que nos preocupa algo o que deberíamos actuar y puede que sea que sabemos de manera inconsciente que el patrón de comportamiento de nuestro bebé ha cambiado. Pregúntate ¿qué te dice tu instinto?

N. ADA

Siempre digo que este punto es súper importante porque es el que se olvida con mayor rapidez. Dile a alguien "escoge blanco o negro" y verás cómo la gente se preocupa más por cuál que por pensar que no tiene que decidir. Es decir, a veces no tenemos porqué decidir en ese preciso instante. Siempre podemos pedir un minuto a solas o podemos irnos y volver otro día, o cancelar una cita. No decidir también es una decisión que nos pertenece debemos recordarlo siempre.

No he querido hacer una guía extensa y detallada, de hecho una parte de mí, como dije al principio, se rebela ante la necesidad de responder de manera intelectual a un proceso que considero está ya sobreintelectualizado, solamente quería ofrecer unas claves que aporten una mirada feminista a nuestros partos de y con suerte estimular así la búsqueda de otros recursos o redes para aquellas que lo crean necesario. Pero desde la más absoluta sororidad te recomiendo a través de estas páginas que jamás aceptes la mentira universal de que da igual lo que ocurra en el parto y que lo único que importa es un/a bebé sano/a. Es normal que nosotras en actos individuales de amor por nuestras bebés sintamos eso en algún momento, pero jamás puede ser algo externo que además sirva para invalidar o menospreciar nuestros derechos y necesidades . Porque nuestro cuerpo, nuestros derechos, nuestra dignidad, nuestras decisiones, nuestra relación con nuestras criaturas, nuestra sexualidad, nuestra vida, nuestra salud mental, nuestra dignidad, nuestra privacidad, nuestra libertad, nuestra autonomía, nuestras sentimientos importan. No somos meros contenedores, no somos despreciables, ni desechables. No se nos puede deshumanizar o infantilizar al antojo de otros. Adueñate de tus decisiones sean las que sean. Abraza cada pequeño acto porque todos ellos son la construcción de un todo y te pertenecen. Disfruta de tu cuerpo y de tus derechos porque lo mereces. Protégete y protege a tu bebé con tus decisiones durante el embarazo que has elegido, porque sois imprescindibles. Busca la felicidad de habitar tu cuerpo plenamente con información y autonomía. Rodéate de redes de mujeres, matronas y ginecólogas feministas y aprende de ellas. Y cuestionalo siempre todo, incluso lo que yo te digo desde estas páginas.

Enhorabuena y gracias por leer hasta aquí, te deseo con infinita sororidad un parto feliz, saludable y lleno de respeto y amor.

Libros, documentales, websites y organizaciones para seguir investigando/te:

Mujeres de película, partos de ciencia ficción de Jesusa Ricoy Olariaga.
Ser mujer negra en España de Desirée Bela-Lobedde.
Maternidades Subversivas de María Llopis et al.
Cualquier libro de Sheila Kitzinger
Parir de Ibone Olza
Criar de Laura Perales Bermejo
Maternidad, igualdad y fraternidad de Pat Merino
Hablemos de vaginas de la Dra. Miriam Al Adib
Mi embarazo y mi parto son míos de Marta Busquets Gallego

Documentales y videos
De Parto. Documentos TV, TVE
O renascimento do parto. Netflix
Parto Naoli Vinaver, Youtube

TEXTOS COMPLEMENTARIOS

Textos que fueron publicados en mi blog o en redes y que complementan lo expuesto en este libro.

Manifiesto Plataforma Madres Feministas
Escrito por Jesusa Ricoy Olariaga, Londres, 16 de Enero de 2020

En este Manifiesto las abajo firmantes queremos dejar constancia de que las mujeres madres feministas existimos y de que somos parte irrefutable del sujeto político del feminismo. La ausencia de matriarcalidad da lugar al patriarcado y por tanto la maternidad al ser rechazada o elegida es un asunto imprescindiblemente feminista. Gracias al trabajo de tantas feministas antes que nosotras las madres feministas hemos podido elegir nuestra maternidad con toda la libertad que vivir en este patriarcado nos permite. Nosotras entendemos nuestra maternidad no como una sumisión al patriarcado o una elección religiosa o conservadora.

En tanto que mujeres feministas y disfrutando de la libertad para elegir o no ser madre, hemos optado por serlo. No es lo que nos define ni defendemos una manera exclusiva de serlo, pero vemos en repetidas ocasiones y quizá por los orígenes del feminismo, que la elección y el disfrute de la maternidad se considera inadmisible. Compañeras con relevancia y una gran trayectoria feminista, han criticado duramente a otras compañeras que intentaban argumentar sus opciones vitales como madres, llegando en ocasiones al insulto o a tildarnos de locas. Este rechazo a una gran parte de las mujeres nos resulta inadmisible. Y al tiempo nos entristece pues parece obviar el éxito de la lucha feminista, nosotras entendemos y agradecemos que la lucha feminista nos liberara para poder ser dueñas de nuestros cuerpos y disfrutar de ellos y como parte de la autogestión de nuestros cuerpos hemos optado por experimentar la maternidad haciendo uso de esa libertad. Nos ofende profundamente que se nos quiera acallar dentro del movimiento feminista alegando que somos sumisas o que no entendemos que estamos manipuladas por el patriarcado.

Y lo más probable es que sí, que de una manera u otra estemos manipuladas por haber nacido y crecido en este mundo y por ello vivimos el feminismo como una permanente deconstrucción, pero no toleramos la arrogancia de que se nos coloque de manera paternalista en una idea obsoleta de la maternidad o se nos equipare con la derecha conservadora y fascista. Vemos con verdadera preocupación como el movimiento feminista se subdivide por cuestiones que no le pertenecen y se pierde en los debates de la teoría queer mientras las discusiones más básicas sobre los derechos de las madres no llegan siquiera a pronunciarse.

La maternidad para nosotras es el aborto y también el parto, es el abuso que miles de mujeres sufren con la violencia obstétrica en los paritorios españoles y es la discriminación y la censura de la lactancia materna, es la madre migrante y la madre racializada, la monomarental y la madre que materna en solitario y la lesbiana...Hay infinidad de temas que nos atañen más allá del aborto y nos parecen invisibles, las bajas de maternidad son un tema feminista y por eso existen las compañeras de Petra, maternidades feministas. Las madres en las cárceles. El tema acechante de la maternidad subrogada. Las madres prostituidas. Las madres discapacitadas o con hijos con discapacidad. Las asesinadas y sus huérfanos/as. Las que están en paro. Las refugiadas... ¡Las madres! Somos por ausencia la definición del patriarcado y por ello somos el sujeto político del feminismo. Un feminismo que reniega de sus madres se alía inevitablemente con el orden patriarcal, y nosotras no estamos dispuestas a tolerarlo. Por eso reivindicamos en este escrito que las madres feministas existen y no van a parar de reivindicarse.

Ese machismo que nadie parece ver 08/01/18

El otro día el Huffington Post español, que tiene para mi muchos puntos a su favor en lo que a enfoque feminista se refiere, tales como ser un periódico digital fundado por una mujer y tener en España como asesora a la magnífica periodista Montserrat Domínguez y contar en sus filas con colaboradoras como la artista feminista Yolanda Domínguez publicaba una noticia sobre un twitter de un ginecólogo "angustiado" diciéndole a las mujeres que no paran en casa.

http://www.huffingtonpost.es/2018/01/01/la-angustiosa-reflexion-de-un-ginecologo-espanol-sobre-los-partos-en-casa_a_23321074/

Hace no mucho una carta de intención similar de una obstetra argentina se viralizó.

Lo más indignante de el artículo del Huffington Post, para muchas de nosotras que llevamos años luchando por los derechos de las mujeres (y sus bebés y sus familias) en el parto, es que en estas notas y artículos se sigue sin entender que la decisión de dónde parir es un derecho de las mujeres. Y los tonos machistas y/o paternalistas que se suelen utilizar asustan.

El artículo hablando de un ginecólogo angustiado acompañado del tweet aleccionador sobre la mujer rescatada, el marido agradecido recuerda a tantas noticias sobre mujeres en las que las mujeres siendo el tema y el foco acaban resultando invisibles.

Personalmente y queriendo imaginar las buenas intenciones de este ginecólogo y del periódico digital, me parece una irresponsabilidad por parte de cualquier medio de comunicación hoy en día seguir perpetuando mitos tales como que:
-El parto fisiológico lo atienden médicos.
-Los médicos tienen poder sobre las decisiones de las mujeres.
-El parto es un proceso intrínsecamente patológico.

Yo no soy ginecóloga ni matrona. Soy profesora de preparación al parto por una especialidad universitaria que existe en Reino Unido y que me llevó tres años estudiar. A día de hoy trabajo para la principal organización en Reino Unido que ofrece educación perinatal y lleva 60 años en activo. Además de ser una organización reconocida por las instituciones obstétricas como la mayor responsable en las mejoras en la atención al parto gracias a innumerables campañas.
He dado clase a más de 5.000 parejas. He parido tres veces en Londres, tres partos maravillosos uno en hospital y los otros dos en casa. Y he trabajado durante varios años como activista digital luchando contra la violencia obstétrica.
Pero además tuve atonía uterina en mi tercer parto, el que era mi segundo parto domiciliario.

Para quienes no sepan de qué estamos hablando explicaré lo más breve y sencillamente posible, que nos referimos a lo que ocurre cuando el útero no se contrae tras el parto, y es que una vez ha salido el bebé necesitamos que el útero siga contrayendo, esto ayudará a que la placenta sea expulsada y disminuirá el sangrado, evitando una hemorragia. Esto es algo que fisiológicamente ocurre gracias a la producción de oxitocina, la hormona que se conoce a veces como la hormona del amor, que está presente en el enamoramiento, la vinculación afectiva, el orgasmo, las contracciones de parto, el reflejo de eyección del bebé, la producción de leche materna y la eyección de esta. Una hormona que para producirse necesita de intimidad, luces bajas, poca interacción intelectual, contacto piel con piel y calor entre otras cosas.

El parto que fue siempre una situación acompañada desde la experiencia práctica matriarcal de miles de años, fue usurpado hace tan solo un par de siglos por una profesión creada desde una masculinidad ignorante, hasta entonces, de cómo ocurrían los nacimientos, cómo favorecer su proceso o cómo cuidarlo y acompañarlo. Por lo que a grandes rasgos lo que ocurrió a raíz de esta interferencia fue una serie de complicaciones secundarias que aún arrastramos, generadas como digo por una usurpación desde la ignorancia.

De hecho se fomentó todo un sistema en torno a él que si algo conseguía con éxito era reducir la producción de oxitocina, hormonalmente hablando.

Procedimientos como la separación sistemática de madres y bebés, la inmediatez del clampaje y corte de cordón, el estrés de verse rodeada de extraños (a menudo con mascarillas quirúrgicas), la integración y atención del parto en un sistema medicalizado, el aislamiento de las mujeres de sus redes matriarcales y seres queridos, posturas antigravedad, fármacos sedantes, etc...Crearon situaciones tremendamente complicadas hormonalmente para que las mujeres lograran parir sin complicaciones, de hecho a mi aún me parece increíble que de vez en cuando aún lo hicieran.

Y resumiendo mucho, estas prácticas generaron muchos problemas y complicaciones que acabaron por justificar la necesidad de más intervención y la idea de peligrosidad de todos los partos sin distinción.

Hoy en día, al menos en Reino Unido, lugar en el que he parido tres veces y donde trabajo dando mis clases de preparación al parto, se intenta deshacer todo lo que se hizo mal porque se entiende que separar a las madres de sus bebés, estresarlas y cortar el cordón demasiado pronto son prácticas que incrementan ciertos riesgos.

Interrumpir la producción de oxitocina separando a la madre del bebé y/o estresándola podría fácilmente generar una atonía uterina.

Sabemos cosas tan fascinantes como que al dejar al bebé sobre el pecho de la madre cada vez que el bebé pone sus puños sobre el pecho de la madre en busca del pezón tras el parto, se produce un pico de subida de oxitocina en la madre.

Pero hoy en día en lugar de hablar de los errores cometidos si bien se intentan remediar con prácticas más respetuosas se suele plantear esto como un nuevo ideal, como una alternativa moderna recién descubierta. No como una restitución de lo que madres y matronas sabían y hacían hasta hace no mucho. O ni siquiera como lo que les pertenece a madre y bebé por derecho.

Explico todo esto para que se entienda el contexto y para intentar informar en lugar de asustar.

Cuando el útero no contrae tras el parto (atonía uterina) es una complicación seria. En mi caso yo sabía con mi hija en brazos que era así. Pero también sabía que tenía a dos matronas maravillosas que atienden partos en casa para el Hospital de King's College (a diez minutos de casa) y ellas tenían instrumental y una droga que combina oxitocina sintética con otras que hacen contraer el útero. En mi caso, me masajearon el útero, se aseguraron que tenía bastante calor algo que yo misma les indiqué que me faltaba (esto ayuda a la producción de oxitocina endógena) y me inyectaron syntometrine (oxitocina sintética y ergometrine), eso fue suficiente para resolver el sangrado en cuestión de un par de minutos, que de hecho creo que no alcanzó lo que se considera una hemorragia (término que a veces varía entre los 500 y 1000 ml) La placenta tardó en salir cosa que resolvieron insertando con mi consentimiento un catéter que extrajo de mi el exceso de orina que al haber distendido la vejiga parecía interferir en la salida de la placenta. Después de eso parí activamente y en cuclillas la placenta.

¿qué habría pasado si el fármaco antihemorrágico hubiese fallado?

Habría sido una situación peligrosa que ellas hubieran manejado profesionalmente llamando a una ambulancia y al hospital mientras la otra matrona haciendo una maniobra de compresión del útero habría controlado la hemorragia hasta llegar al hospital. ¿Puede fallar esto también?

Podría, hay fatalidades que pueden ocurrir siempre, incluso en un hospital y con toda la ciencia y todo el equipo necesario, pero son muy muy poco frecuentes.

¿Podía haberme pasado? Pueden pasar muchas cosas que escapan a nuestro control. Pero desde mi perspectiva veo más estadísticas y escucho más historias que nos hablan de intervenciones innecesarias y mujeres traumatizadas o no respetadas en sus partos en hospitales que casos de muerte por atonía uterina en casa.

Por citar un par de referencias:

Hay un estudio de 1997 (Olsen) que revisó 24.000 partos y no hay ninguna muerte por atonía uterina.

Y otro el de National Birthday Trust que tras revisar 6.000 partos tampoco informa de ninguna muerte por esta causa.

Y yo personalmente aún no he leído ninguna referencia a esto.

Cabe añadir además que hay un menor riesgo de sufrir una hemorragia en casa que en un hospital ya que hay menos intervenciones y no se realizan procedimientos como las inducciones que pueden aumentar este riesgo (*).

No se trata de abogar por un parto así o asá, allá cada mujer con lo que decida, de hecho el parto hospitalario no está ni mucho menos en peligro de extinción, la mayoría de partos son en hospitales a día de hoy. Tampoco se trata de trivializar o minimizar una complicación que puede resultar muy grave e incluso letal especialmente en países del tercer mundo por no tener los fármacos que aquí tenemos, que son exactamente los mismos que se utilizan en el hospital y en casa.

Se trata de dejar de infantilizar a las mujeres diciéndoles lo que tienen que hacer. Se trata de que las mujeres tenemos derechos en el parto que son silenciados una y otra vez. Se trata de que hay un área socialmente silenciada donde el machismo impera y se ejerce cada día a través de películas, artículos y tweets, y es el parto. Donde cada vez que hay una noticia al respecto se habla de un héroe y una mujer salvada o de la censura de imágenes de partos fisiológicos.

Donde en una combinación letal de ignorancia y promoción de miedo se continúa con una mitología que nos inculca ser temerosas y renunciar a la capacidad de decisión. Algo que es la culminación de toda una ideología patriarcal que ve nuestro cuerpo como algo para su beneficio o como algo profundamente defectuoso que necesita ser curado y rescatado.

Y que además por defecto de los tiempos que corren donde la persecución del debate incendiario y el posicionamiento inflexible y desinformado llena las redes sociales, se generan noticias e hilos (en un tono muy guay eso sí) que hacen de nuestros derechos algo debatible. Y donde un grupo de profesionales se puede convertir rápidamente en un grupo de *trolls* para decirle a una que "calladita, que tú tendrás útero y serás madre y especialista en educación perinatal pero no tienes ni idea de lo que dices".

Unas redes sociales en las que un montón de mujeres se reirán de una porque todo lo que han leído y aprendido les dice que la que aboga por sus derechos para decidir lo que quieran es una temeraria, una loca.

Pero es que temerarias y locas siempre fuimos las que reclamamos nuestra libertad y derechos, qué curioso.

Y ahora sé que por escribir esto se me pondrá a parir, expresión curiosa, y yo ya no estaré en las redes para contestar. Porque mis derechos no son debatibles. Nuestra decisión en torno a ser o no madres, cuándo, cómo y dónde parir es absolutamente nuestra.

Y esa decisión por absurda, arriesgada y extraña que nos parezca, la compartamos o no, sobre dónde y cómo parir es de las mujeres. Y quienes son las especialistas para asistirnos, si no hay complicaciones en nuestros partos, son las matronas . Y el parto es un proceso fisiológico hasta que se demuestre lo contrario.

Negarles a las mujeres su capacidad de decisión en sus partos. Hablar de ellos como si nosotras no pintaramos nada. Retratarnos como locas irresponsables por nuestras decisiones al respecto, contar historias de terror con fines aleccionadores. Silenciar e invalidar nuestro conocimiento y opiniones es un indicador de machismo que dice mucho del país en el que ocurre. Pero además la labor de los y las profesionales es ofrecer los mejores cuidados respetando sus decisiones y dado que a veces los partos ocurren espontáneamente en casa, y que hay más y más mujeres solicitandolos, lo que habría que hacer es ofrecer sistemas de salud que los asistan, cosa que además hace que estos partos sean así más saludables (*) Quizá la prensa debería estar más atenta a los temas obstétricos e investigarlos en profundidad para desentrañar dónde se esconde un gran machismo cada día.

Así que en definitiva escribo esto no para iniciar un debate o discusión, sino para establecer por escrito la reivindicación de mis derechos y los de todas las mujeres.

Somos las madres de Gaza, somos las madres del mundo. 24/07/14

Anoche vi algo que quisiera no haber visto nunca, anoche vi algo que me quema el cerebro como si fuese ácido, anoche vi algo que creo que no olvidaré jamás.

Hace tiempo que me hice la promesa personal de no ver las noticias por muchas razones que no vienen al caso. Anoche me las crucé cambiando de canal, y lo que vi en apenas tres o cuatro segundos se me repite en la cabeza una y otra vez. Eran noticias de Gaza y un bebé que no tenía un año y que podría ser uno de los míos o los tuyos, lloraba vendado lleno de quemaduras y agitando sus extremidades a las que le faltaban pies y manos, la madre con el gesto completamente retorcido ante semejante visión de dolor en su propia criatura miraba a la cámara como pidiendo un milagro, como queriendo que alguien le dijese que todo era una pesadilla. Cambié el canal asustada y me eché a llorar desolada y con mi hija dormida sobre mi pecho. Y miré a mi alrededor y me sentí culpable, culpable de saber que sólo por el mero accidente de mi localización geográfica tengo el lujo de vivir en paz, de comprar basura superficial, de preocuparme por trivialidades que serían borradas de un plumazo si mañana (toquemos madera) nos cayese una bomba al lado. Y leo y debato los "razonamientos" detrás de la barbarie, las normas del absurdo y lo siento, me niego desde mis entrañas de madre a comprender nada, porque el día que empezamos a razonar sobre reventar bebés con artillería ese día perdimos la razón.

No quiero entender de guerras históricas, ni de los intereses económicos que protegen la perpetuación de las mismas, no quiero entender que otros padres y madres son capaces de mirar a otro lado mientras votan o simplemente deciden que el dinero importa más, porque de alguna forma que no alcanzo a comprender a ellos/as, como políticos/as estás imágenes hace tiempo que han dejado de quemarles el cerebro como si fuese ácido.

No puedo dejar de preguntarme, si la maternidad puede salvar al mundo. Si el matriarcado llegaría también a semejante barbarie. Quizá. Creo que ya nos corrompimos demasiado en la persecución de lo material. Ya olvidamos demasiado quienes somos. Y al final concluyo que no vivo en paz, ni soy una privilegiada, vivo del lado del enemigo, porque he llegado a la conclusión de que si estamos en situaciones de auténtico lujo, comparado con el resto del mundo que tan a menudo se nos olvida, es porque ese lujo y esa paz se financian a costa del sufrimiento de miles de inocentes.

Espero que no se me olvide nunca ese dolor de ese niño amputado en esta tragedia, espero que no se me olvide nunca que el lugar en el que muchos de nosotros vivimos es un decorado vendido y comprado en un pacto en el que nos comprometimos a cerrar los ojos y expiar la culpa compartiendo esta entrada o mil vídeos en Facebook.

Pienso que la vida es un accidente, que mi madre me parió en Alicante pero podría haber sido en Israel o Palestina, pienso que ni ella ni yo tuvimos elección pero pienso que todas las madres tienen la posibilidad de maternar al mundo y todos los hijos tienen la posibilidad de encontrar una madre en cualquier parte del mundo y con esa idea me encantaría que las madres saliesen mañana a la calle sin más bandera que su útero y sin más ideología que el abrazo y el consuelo.

Me encantaría que por un día el mundo fuese de las madres y de sus hijos, porque de hecho aún lo sigue siendo.

Carta abierta a todas las Asociaciones Feministas. 03/05/19

Se ruega difusión y sororidad.

LLAMAMIENTO A TODAS LAS ASOCIACIONES FEMINISTAS

Podía haber titulado este texto: "De cómo las madres feministas se sintieron doblemente desoladas" Porque esa ha sido la sensación en los últimos días para mi y muchas de mis compañeras. Como siempre que algo alguna crítica de este tipo me encantaría que este texto pudiera circular lejos del patriarcado acechante porque lo último que quiero es ofrecerle la carnaza de nuestras discrepancias porque son eso, "nuestras".

Pero el dolor y sensación de marginalidad que hoy siento como mujer feminista es realmente doble.

Siento por sororidad y como activista el dolor por la violación de derechos humanos cometida contra una mujer gestante en Oviedo hace un par de días. La mujer, estando de parto fue arrestada en su domicilio por la policía para ser llevada a un hospital y sometida a una inducción. La inducción nunca se produjo pero se le retuvo y (obviamente) acabó en una cesárea según ellos por falta de dilatación, según cualquiera que entienda de partos esa falta de dilatación es lo normal en semejantes circunstancias.

Llevo dos días peleándome con el machismo de siempre que dice cosas como (y cito literalmente) "que tenemos que cerrar el pico y hacer lo que diga el juez y el médico (por cierto fue una jueza instruida por un obstetra)"
"Qué que sabré yo" (como si haber parido tres veces, dar clase, y escribir sobre el tema no fuese suficiente)

"Que sí nosotras queremos ser unas inmorales, que nos muramos, pero que saquen al bebé"

Y todo esto y mucho más ocurre ante un gran silencio feminista, y yo me pregunto ¿Acaso no se ve la violación que esto supone? ¿Tanto cuesta para la mayor parte de feministas de la cuarta ola empatizar con las víctimas de violencia obstétrica?. ¿Os imagináis que os detuvieran en vuestra propia casa tras un aborto? ¿O para forzaros a una esterilización? ¿O para alquilar vuestro útero? Pues imaginad que eso pasa además en una situación de felicidad. Imaginad que os detienen, no sé, cuando estáis a punto de acostaros con quien más deseáis.

De verdad ¿qué pasa en España? porque llevo 25 años fuera y no lo entiendo. He llorado como feminista con el 8M por el Canal Internacional, desde Londres he visto la vehemencia y la fuerza con la que lucháis. Gritamos contra manadas y al lado de Juana, pero a una de las nuestras la arrestan, la fuerzan, la separan de su bebé y se hace un silencio, que he de decir, en medio del machismo, la ignorancia y el abuso se siente como una última bofetada tristísima y muy dolorosa porque viene de las nuestras, las que pensábamos que nos entendían.

Compañeras, la lucha feminista por nuestros derechos reproductivos no acaba en el aborto. Eso es quedarse muy muy cortas.

Y una falta de respuesta por parte de las asociaciones feministas y feministas influyentes en redes sociales ante algo tan grave como lo sucedido en Oviedo representa para mí una verdadera crisis ideológica sobre la interpretación del feminismo que se está haciendo en estos momentos, si no se entiende de manera automática y contundente que lo ocurrido en Oviedo es violencia institucional misógina no hemos entendido nada.

Las mujeres no somos vasijas, ni para que nos impidan abortar, ni para que alquilen nuestros vientres, ni para que nos digan dónde, cómo y cuándo parir. La decisión sobre nuestros cuerpos y todo lo que hay en ellos es nuestra siempre.

Y si la negación de esto no es motivo de lucha y reacción inmediata, entonces nuestro silencio se vuelve cómplice.

Espero que las asociaciones feministas españolas se pronuncien y acompañen a esta mujer manifestando su solidaridad a través de comunicados. Pueden también enviar su apoyo a través de feministbirth.org o simplemente sumándose públicamente y con la etiqueta #miparto

Con sororidad y esperanza

Jesusa Ricoy Olariaga

De estatuas, esclavas negras y otros pasados incómodos. 19/04/18

Ayer me despertaba y miraba mi móvil en uno de esos malos hábitos de siglo veintiuno y tenía varias notificaciones con lo que yo considero una buena nueva relativa.

Gracias al trabajo de activistas afroamericanas caía por fin la estatua de John Simms en Central Park.

No hace mucho daba una charla en las oficinas de Amnistía Internacional en Londres, en la que hablaba extensamente de lo que Simms entre otros "padres de la obstetricia" habían hecho a las mujeres supuestamente por las mujeres.

Mi charla se centraba en evidenciar que la obstetricia había surgido de manera violenta.

Los obstetras, cuando surgieron como una nueva profesión necesitada de puestos de trabajo, usurparon lo que las matronas habían desarrollado durante miles de años y lo hicieron a base de desprestigiarlas, difamarlas y acusarlas de infinidad de cosas. A las comadres habituales en los partos domiciliarios se les consideró ignorantes y finalmente se les quitó de en medio con el traslado del parto a los hospitales, a la parturienta se la aleccionó sobre su incapacidad y su desconocimiento. Y finalmente eminencias como DeLee afirmaron con rotundidad que el parto era un proceso patológico y peligroso que por supuesto necesitaba de estos nuevos expertos sin útero, sin experiencia y sin conocimiento directo de lo que el cuerpo femenino y su fisiología implicaban.

Ese conocimiento se ganó de manera cruel, ilícita y a menudo criminal.

El caso de Simms es quizá el que ha trascendido quizá porque seguimos siendo racistas, quizá porque aún andamos acostumbrados al horror que los oprimidos sufren, ha sido posible tener hasta 2018 una estatua de un tipo cuyos logros fueron conseguidos a base de experimentar sin anestesia en esclavas negras menores de edad.

Por supuesto si se busca en internet encontraremos a otras eminencias, de esas que supongo persiguen sus propias estatuas en el interminable linaje patriarcal, justificando el contexto histórico, "era normal no usar anestesia", "era normal utilizar esclavas".

Sé que resulta imposible comprender contextos sociales históricos desde la perspectiva actual. Pero quizá la cuestión no es esa. Quizá nuestro progreso es precisamente no entenderla, es de justicia y lógica que se nos haga incomprensible y dejar de justificar semejantes atrocidades pero no sólo eso, debemos reclamar urgentemente una revisión necesaria de los orígenes de la obstetricia desde una visión no solo patológica si no cruel de los cuerpos de las mujeres, de sus partos y de sus bebés. Aceptar y revisar ese pasado es fundamental para mejorar las prácticas para restituir el robado poder de las matronas y para devolver a las mujeres sus partos.

Me alegro que no esté la estatua de Simms pero me falta como gesto meramente simbólico una estatua de Betsy, Anarcha y Lucy esclavas y víctimas del patriarcado obstétrico, machista y blanco.

Hay un #metoo que ocurre en el parto. 19/10/17

El domingo asistí a la conferencia de FiLiA en Londres (conocida anteriormente como Conferencia Feminista en Londres) y volví a casa tan inspirada como indignada. Y también agotada. Es muy duro escuchar todo el sufrimiento que las mujeres acarrean pero más duro es escuchar la crueldad de la que son capaces los hombres y su capacidad para ignorarla o incluso beneficiarse de ella. Cuando llegué a casa empecé a preguntar a las mujeres en mi página de Facebook cuántas como yo habían sido violadas o atacadas sexualmente. Y le añadí una etiqueta, algo así como #amitambien, sin saber que en la sincronicidad del alzamiento femenino mundial una campaña #yotambien ya estaba en camino y en pocas horas dominaría las redes sociales.

Por la mañana tras mi pregunta que amanecía con sus 200 comentarios, también pude ver que una ola mayor con miles de comentarios llegaban desde Estados Unidos en una campaña anterior (luego se descubrió que lleva 10 años) que ya lo invadía todo y me alegré.

Porque para mi esos #yotambien no son realmente sobre empatía, la empatía entre mujeres sobre nuestro dolor colectivo ya la teníamos, estos #yotambien para mi son la falta de ella por parte de una sociedad que ha conseguido mantenernos calladas. Estos #yotambien son la evidencia de que ya no callamos y son un grito infinito que dice: ¡Vergüenza, vergüenza debería daros no habernos escuchado, ni creído, ni ayudado, vergüenza debería daros no haber impedido que esto nos ocurra!

Y para mi como activista feminista trabajando en relación con el parto, la violencia hacia las mujeres que tengo más cercana es la violencia obstétrica.

Así que lo que me vino inmediatamente a la cabeza es que hay otro #yotambien. Solo que este está más silenciado si cabe. Permanece oculto en plena luz del día y para mí eso es lo que lo hace especialmente frustrante y traumático.

Lo llamamos violencia obstétrica e incluso nombrarla es controvertido. Es una violencia perpetrada por ambos sexos pero es violencia de género contra las mujeres. Es específica hacia nosotras (colateral hacia nuestros bebés) y puede ocurrir en cualquier punto desde las consultas ginecológicas hasta las visitas posparto.

Sigue oculta por la negación de las instituciones y la complicidad en los silencios de la ignorancia social perpetuada por una ausencia de cultura de parto y una deformada representación mediática de ella.

La hipermedicalización de los cuidados de la fisiologia femenina y la tecnocracia aplicada a las mujeres parturientas ha patologizado la cultura del parto y abierto completamente la puerta al abuso, la negligencia, la mala praxis y la violencia hacia las mujeres en sus partos.

Estos actos de violencia por profesionales en las maternidades están enraizados en las creencias misóginas de que el cuerpo femenino es defectuoso y necesita ser rescatado. Y también se comentan en el tratamiento social generalizado que sufren las mujeres. Somos hipersexualizadas, objetificadas, abusadas y faltadas al respeto con facilidad y sin consecuencias.

Nuestro consentimiento y capacidad de decisión, tal y como estamos viendo con #yotambien, no valen nada.

Nuestras voces son silenciadas continuamente, y eso ocurre en una violación y también en lo que se ha llamado en países anglosajones "parto violado" Y por supuesto ocurre en las reuniones de trabajo, en un juicio, en el hemiciclo parlamentario, en una tienda y en las películas, por nombrar algunas situaciones.

Este privilegio misógino que nos ahoga de continuo tiene un especial impacto cuando nos afecta en el parto de nuestros hijos.

Y curiosamente parece llevarse a cabo con especial crueldad en esta situación. Quizá esto sea porque el parto es una situación donde las mujeres nos expresamos de manera instintiva y lejos de los condicionamientos sociales o quizá porque es una parte de nuestra sexualidad que ejercemos desde nuestra autonomía, las imposiciones de quienes nos atienden parecen buscar reducirnos, controlarnos y someternos a toda costa.

Esto se suele hacer infantilizándonos con el lenguaje, humillándonos, ignorando nuestras necesidades, forzándonos a hacer cosas contra nuestra voluntad, desatendiendo nuestras peticiones, separándonos de nuestros seres queridos (incluyendo a nuestros bebés), usando la fuerza o malas prácticas, aislándonos o abandonándonos, entre otros muchos posibles actos violentos.

Las mujeres de todo el mundo han dicho #yotambien he sufrido violencia obstétrica desde hace años. Pero tal y como ha ocurrido con otras violencias hacia las mujeres que se han encontrado con #notodosloshombres ellas se han encontrado con #notodoslosmedicos #notodaslasmatronas #notodosloshospitales

E incluso han escuchado los ignorantes comentarios que buscan acallarlas con un #deberiasestaragradecida o "lo que importa es que tu y el bebé estáis bien"

Por eso y como parte del movimiento feminista y usando la voz que por fin encontramos como colectivo este año La Revolución de las Rosas quiere alentar a todas las mujeres a contar sus historias de violencia obstétrica usando #miparto.

Porque necesitamos acabar con todas las formas de violencia hacia niñas y mujeres uniremos nuestra voz desde todos los paritorios pasados y presentes a la lucha mundial el #25N.

Por favor acompañadnos. Gracias

¿EPILOGO?

Mientras acababa de editar este libro un himno feminista surgió desde Chile y daba la vuelta al mundo: "Un violador en tu camino", que fue ideado y escrito por el colectivo Las Tesis, a quienes he agradecido públicamente lo sanador y catártico de su himno, ya global. Y dice así:

El patriarcado es un juez
que nos juzga por nacer,
y nuestro castigo
es la violencia que no ves.

El patriarcado es un juez
que nos juzga por nacer,
y nuestro castigo
es la violencia que ya ves.

Es femicidio.
Impunidad para mi asesino.
Es la desaparición.
Es la violación.

Y la culpa no era mía, ni dónde estaba ni cómo vestía.
Y la culpa no era mía, ni dónde estaba ni cómo vestía.
Y la culpa no era mía, ni dónde estaba ni cómo vestía.
Y la culpa no era mía, ni dónde estaba ni cómo vestía.
El violador eras tú.
El violador eres tú.
Son los pacos (policias),
los jueces,
el estado,
el Presidente.

El Estado opresor es un macho violador.
El Estado opresor es un macho violador.
El violador eras tú.
El violador eres tú.

Duerme tranquila, niña inocente,
sin preocuparte del bandolero,
que por tu sueño dulce y sonriente
vela tu amante carabinero.

El violador eres tú.
El violador eres tú.
El violador eres tú.
El violador eres tú.

Me parece absolutamente necesario concluir mi libro con el himno creado también en Chile. La escribió OVO Chile (Observatorio de Violencia Obstétrica).

La obstetricia es un juez
Que nos juzga por gozar
Y nuestro castigo
La episiotomía que no ves

La obstetricia es un juez
Que nos juzga por follar
Y nuestro castigo
Es la cesárea que ya ves

Es el abuso
El ninguneo al plan de parto
Es el chantaje y coerción
Es el miedo a la atención

Es aislamiento
Separación de mi bebé

Es la alienación
Nada más nacer

Y la culpa no era mía, ni cuánto pesaba,

ni cuánto medía
Y la culpa no era mía, ni cuánto sabía, ni lo que pedía
Y la culpa no era mía, ni cuánto pesaba,
ni cuánto medía
Y la culpa no era mía, ni cuánto sabía, ni lo que pedía

El violador eres tú
El cesareador eres tú

Son los tactos
Los insultos
Las mentiras
Es la episiotomía

La obstetricia patriarcal es un potro criminal
La obstetricia patriarcal es un potro criminal

El violador eres tú
El cesareador eres tú

Duerme tranquila bebé en el vientre
Sin preocuparte del carnicero
Que por tus sueño de un nacer placentero
Velan tus madres y sus compañeros

Un nacer digno nos merecemos
Cuidado, afecto, amor y cariño
La compañía del compañero
Un piel con piel verdadero

Cómo nacer sí importa
Cómo nacer sí importa
Cómo nacer sí importa
Cómo nacer sí importa

Algunas frases para que, si quieres, las recortes y las tengas siempre cerca:

Soy capaz y estoy informada.
Yo soy la que da permiso.
Paro con la fuerza de todas las madres del mundo que están de parto conmigo.
Paro con la fuerza de las mujeres que me precedieron y las que vendrán.
Paro con la dignidad que nadie me puede quitar.
No estoy sola, estoy pariendo con mi bebé/s. Y la fuerza de todas las mujeres me acompaña.
Soy una adulta completa y competente.
Yo tomo las decisiones.
Yo elijo.
Puedo y lo haré.
Mi cuerpo es perfecto.
Mi bebé es perfecto/a.
Soy la dueña de mi cuerpo y de mi parto.
Yo decido el dónde, cómo, cuándo y con quién.
Soy la madre de este bebé, y mientras esté dentro de mí yo decido.
Espero mi parto con alegría y confianza en mi cuerpo.
Los/las bebés nacen cuándo están preparados.
No.

"Este libro se acabó de escribir en los inicios de la pandemia del Coronavirus y también con la noticia de que la ONU condenaba a España por violencia obstétrica, una mujer S.M.F acompañada por su abogada Francisca Fernández Guillén nos devolvía con su triunfo la dignidad y la justicia. Para mí estos dos hechos históricos guardan relación ya que espero que estemos pariendo un nuevo futuro en el que unas Evas nacidas ya de madres antipatriarcales y lejos de toda religión puedan finalmente tomar las riendas no sólo de sus cuerpos y vidas si no también de un mundo tan necesitado de madres. Gracias a S.M.F. por saber que seremos las madres las que cambiaremos el mundo transmutando nuestro dolor en lucha imparable"

www.ingramcontent.com/pod-product-compliance
Lightning Source LLC
Chambersburg PA
CBHW051218250726
48655CB00006B/2472